10 Gründe, warum Gemmomittel in keiner Hausapotheke fehlen sollten

1. Das Kraftvollste aus der Pflanze für den Menschen
2. Gut verträgliche Heilmittel
3. Leichte Anwendung – einfach in den Mund sprühen
4. Gute Dosierbarkeit
5. Angenehmer, aromatischer Geschmack
6. Schnelle Wirkung
7. Für Kinder und Erwachsene geeignet
8. Mit anderen Medikamenten kombinierbar
9. Geeignet für unterwegs
10. Einfache Herstellung

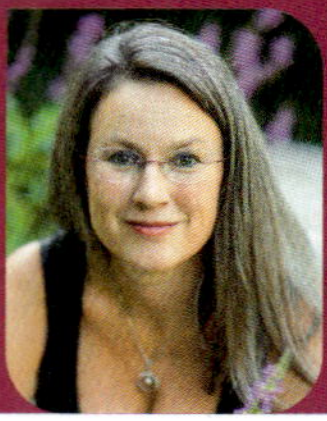

Cornelia Stern studierte Pharmazie in der Schweiz. Während ihrer Arbeit als Apothekerin spezialisierte sie sich auf naturheilkundliche Therapieverfahren Ihr Weg führte sie nach Süddeutschland, wo sie zunächst als Geschäftsführerin eines Gemmo-Präparate-Herstellers arbeitete. Seit 2013 leitet sie zusammen mit ihrem Mann die Freiburger Heilpflanzenschule. Dort gibt sie ihr Wissen in zahlreichen Seminaren an Fachleute und Laien weiter. Außerdem ist sie Herausgeberin der Zeitschrift »Heilpflanzen« und der Deutschen Heilpraktiker Zeitschrift (DHZ) und dort verantwortlich für die Fachgebiete Phytotherapie, Gemmotherapie, Spagyrik und Homöopathie.

Cornelia Stern

Die Heilkraft der Pflanzenknospen

Gemmotherapie entdecken und anwenden

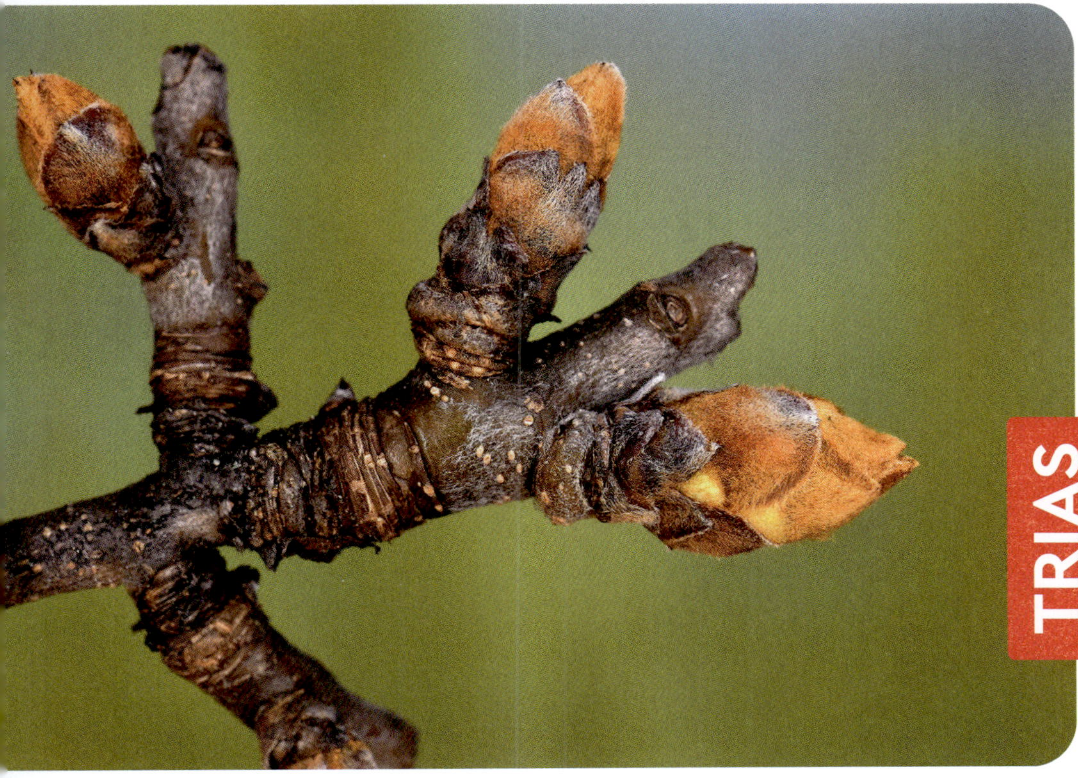

TRIAS

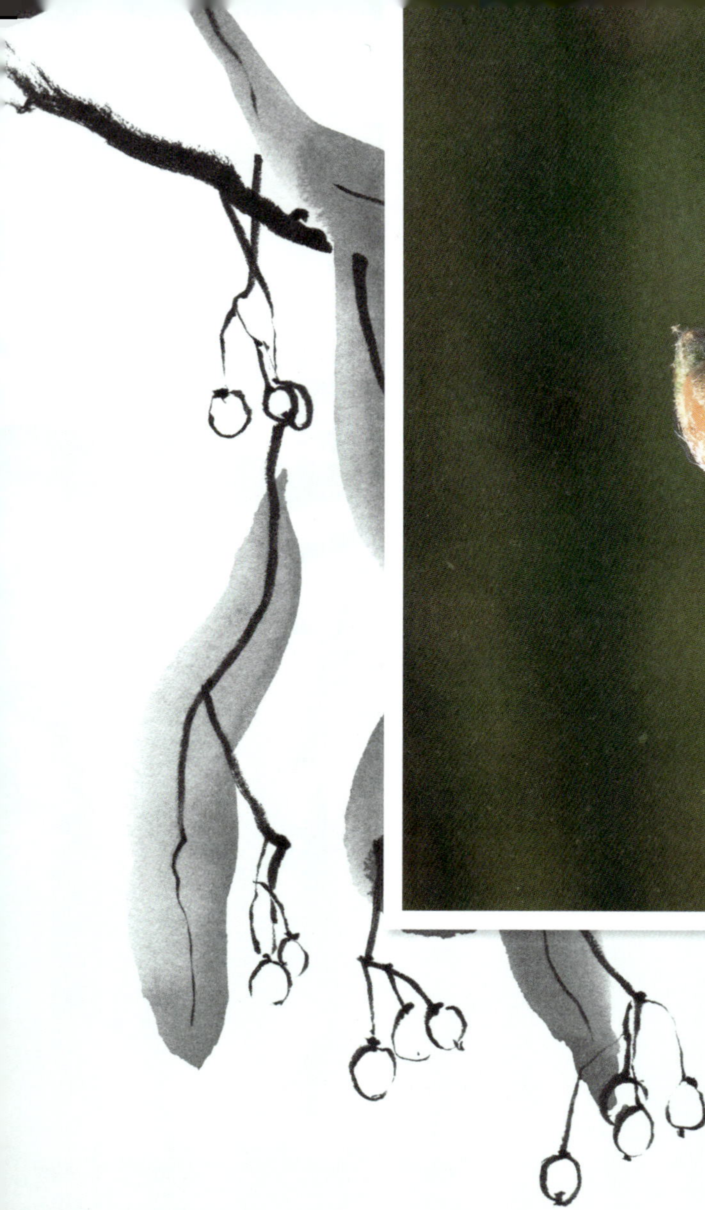
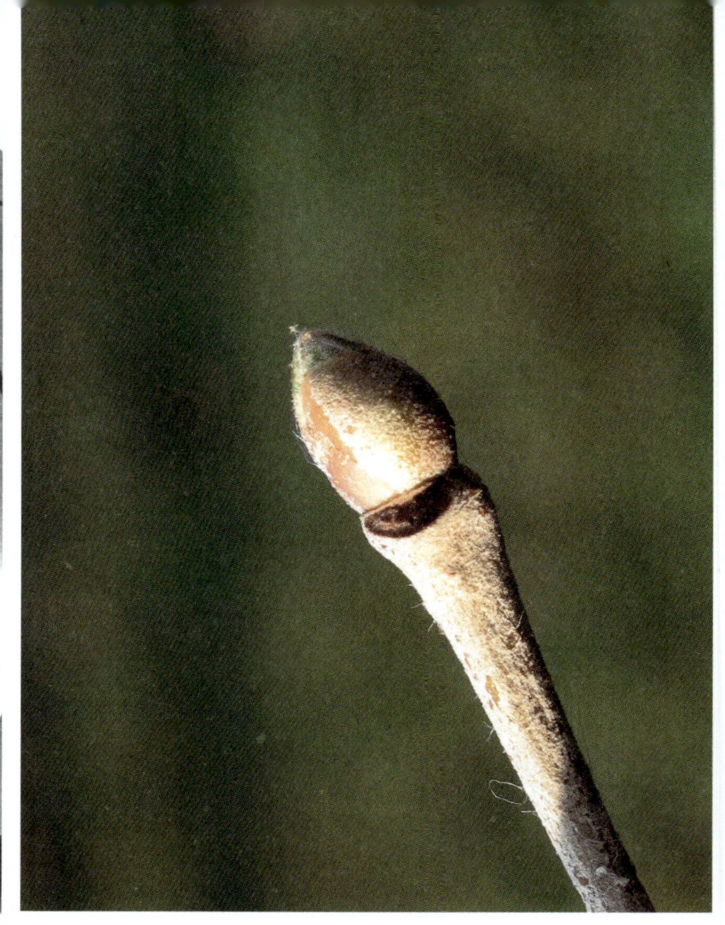

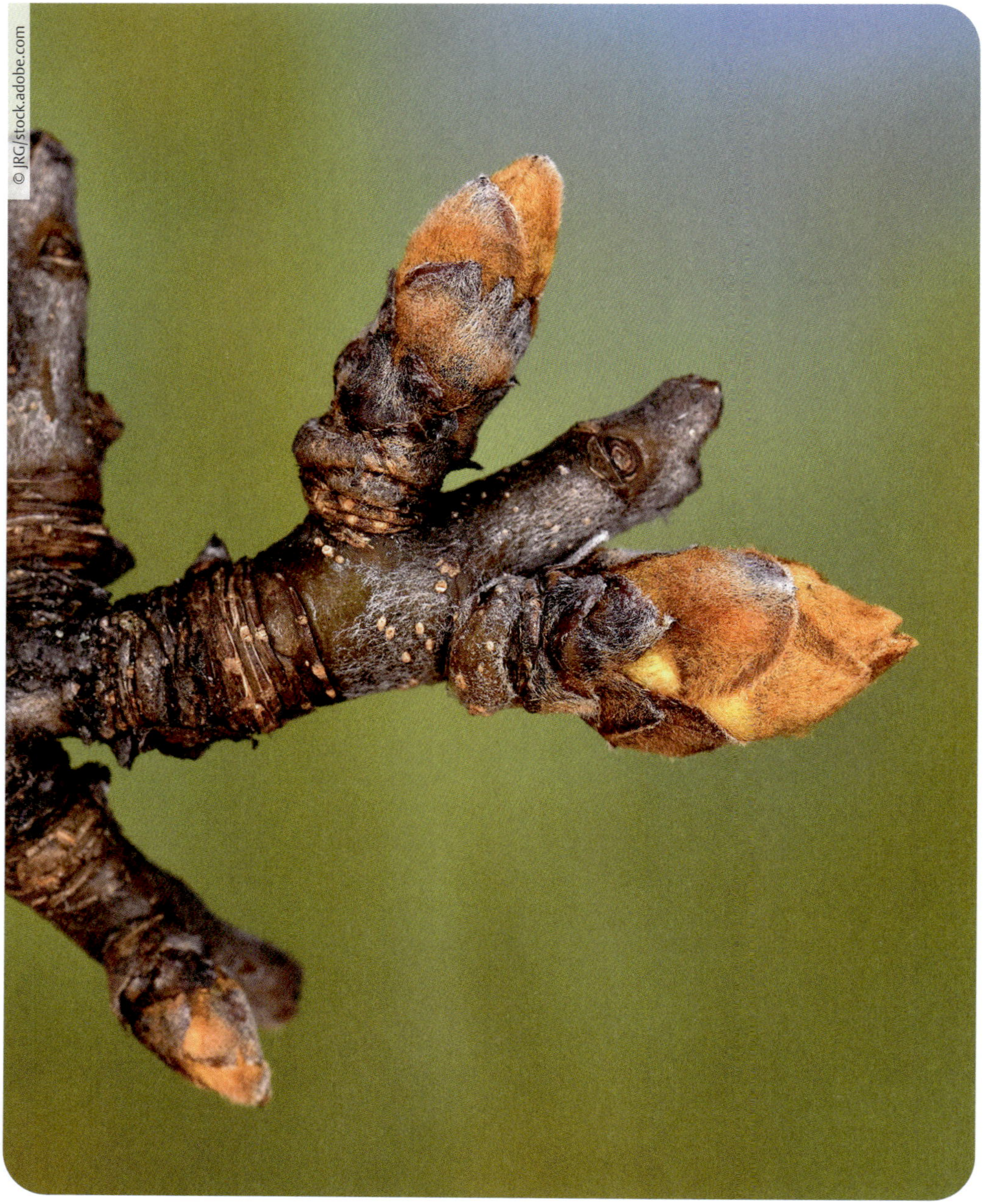

Liebe Leserin, lieber Leser

seit vielen Jahren bin ich fasziniert von der Gemmotherapie. Ich begegnete ihr zum ersten Mal in Form eines Geschenks. Eine Freundin überraschte mich mit einem Fläschchen Ribes nigrum – Schwarze Johannisbeere – das Mittel gegen Erkältungskrankheiten und Entzündungen. Zunächst stand es unbeachtet in meinem Arzneischrank, bis sich eines Tages ein grippaler Infekt ankündigte. So sprühte ich mir den nach Cassis schmeckenden Extrakt in den Mund. Innerhalb weniger Stunden waren meine Halsschmerzen weg.

Das hat mich überzeugt! Ich begann, Literatur zu dieser Therapieform zu lesen, selbst Knospen zu sammeln, stellte Gemmomittel her und testete sie an mir. Die Wirkungen waren so überzeugend, dass ich die Gemmopräparate in das Sortiment der Apotheke, meinem damaligen Wirkort, aufnahm. Und mittlerweile zeige ich den Kursteilnehmern der Freiburger Heilpflanzenschule, wie man Gemmomittel einsetzt und herstellt.

Sie finden in diesem Buch Informationen zu den 23 wichtigsten Gemmomitteln und ihrer Anwendung. Außerdem erkläre ich, wie Sie im Frühling die richtigen Knospen finden und wie Sie die Präparate selbst herstellen können. Ich wünsche Ihnen viel Freude beim Sammeln, Lesen und Ausprobieren,

Ihre Cornelia Stern

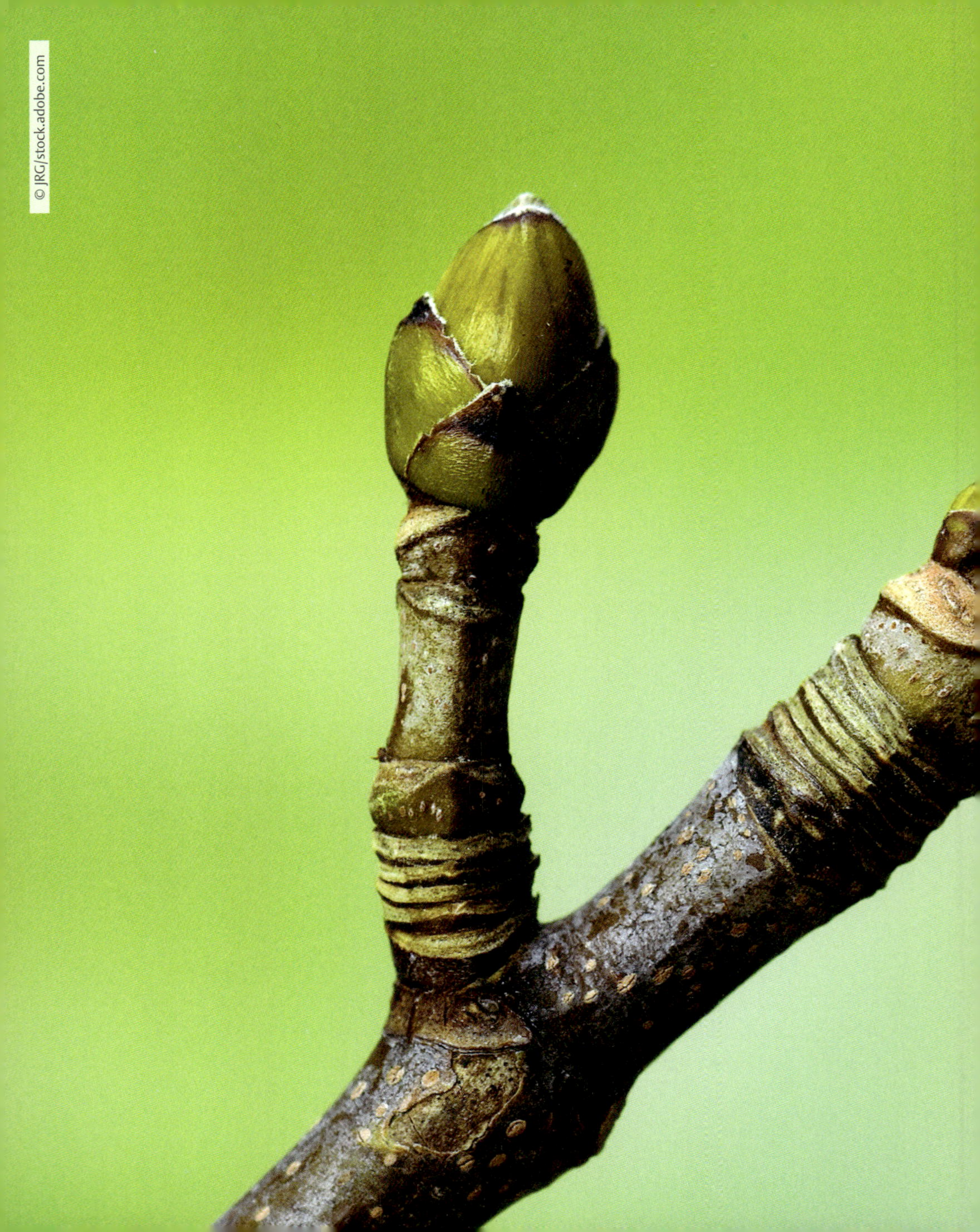

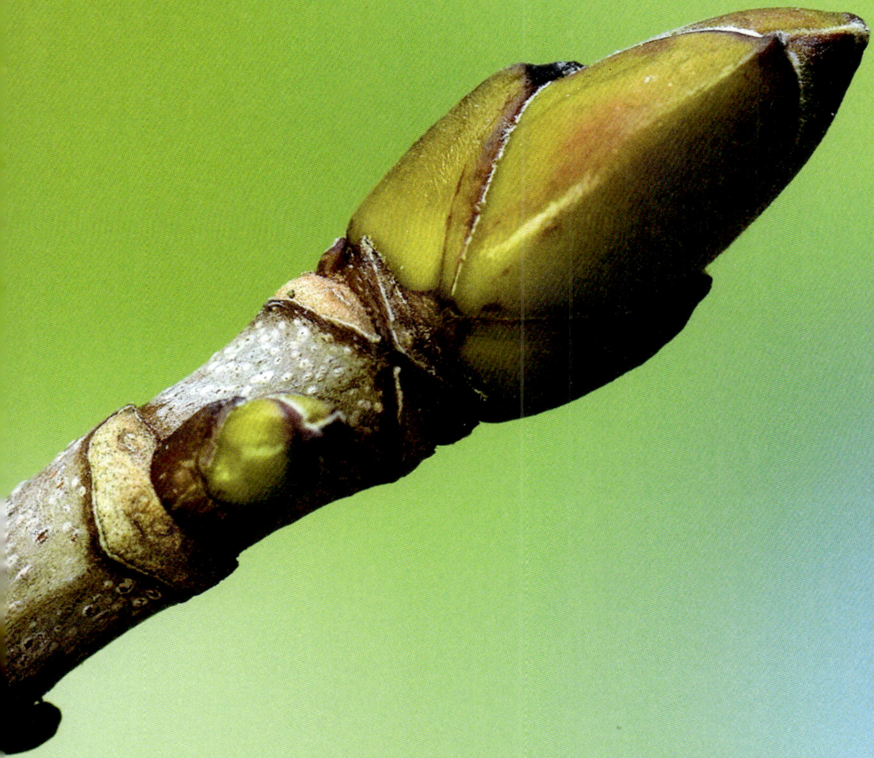

Die Heilkraft der Knospen

Knospen stecken voller Lebenskraft – die optimale Grundlage für eine neue Form von hochwirksamer Pflanzenmedizin.

Gemmotherapie: Kleine Knospen – große Wirkung

Ob Husten, Schnupfen oder Heiserkeit, ob schmerzende Gelenke oder Magenbeschwerden: Heilmittel aus frischen Knospen können schnell und sanft Abhilfe schaffen.

Gemmotherapie: Heilen mit der Kraft der Knospen

Der Begriff Gemmotherapie ist abgeleitet vom lateinischen »gemma«, was so viel bedeutet wie Knospe oder Auge. Sie ist eine relativ junge Form der Phytotherapie. Es gibt sie erst seit den 50er Jahren. Ihr Begründer ist der belgische Arzt Pol Henry.

Die Gemmotherapie verwendet Extrakte, die aus pflanzlichem Embryonalgewebe mit Hilfe von Alkohol, Glyzerin und Wasser hergestellt werden. Daher werden die Heilmittel auch Glyzerin-Mazerate genannt. Verwendet werden hauptsächlich frische Knospen, selten auch junge Triebe und Wurzelspitzen. Da die Knospen zur Zeit der höchsten Wachstumskraft, nämlich im frühen Frühling, geerntet werden, sind später in den sogenannten Gemmo-Mazeraten das gesamte Potential und alle lebenswichtigen Informationen der Pflanze enthalten. Diese können den menschlichen Organismus in seinem Heilungsprozess unterstützen und rasch Linderung verschaffen. Man sprüht sich das Gemmomittel einfach auf die Mundschleimhaut. Zudem ist die Anwendung ohne Wasser möglich, ein Pluspunkt, wenn man unterwegs ist.

Unterschiede zur klassischen Phytotherapie

Die Gemmotherapie wird zwar zur Phytotherapie gezählt, unterscheidet sich aber grundlegend in der Herangehensweise. In der klassischen Pflanzenheilkunde werden ganze Pflanzen oder auch bestimmte Pflanzenteile, wie Samen, Rinden, Wurzeln, Blüten oder Blätter, verwendet, und als Tee, Tinktur, Salbe oder Fertigarzneimittel verabreicht. Die pflanzlichen Ausgangsmaterialien werden frisch oder getrocknet zu den verschiedenen Arzneimitteln weiterverarbeitet. Für die Gemmotherapie nimmt man immer frische Knospen von Bäumen und Sträuchern, aus denen man dann ein Mazerat herstellt. Die Mazeration ist ein Verfahren zum Lösen wirksamer Inhaltsstoffe aus den Pflanzen ohne zusätzliche Wärmezufuhr. Es ist heute erwiesen, dass die spezielle Zusammensetzung des hochaktiven Embryonalgewebes der Knospen aus schützenden Proteinen und Phytohormonen wesentlich zur heilenden Wirkung beiträgt. Deshalb wurde die Gemmotherapie früher auch Phyto-Embryotherapie genannt.

Wie viele Gemmopräparate gibt es?

Die Anzahl der existierenden Präparate ist je nach Land unterschiedlich. Die größte Anzahl ist in Frankreich und Belgien wie auch in Österreich und der Schweiz erhältlich. Dort wird die Gemmotherapie schon seit vielen Jahren praktiziert. Aber auch in Deutschland erfreut sich die Gemmotherapie zunehmender Beliebtheit. Es ist anzunehmen, dass zukünftig weitaus mehr Mittel erhältlich sein werden. Das Potenzial der arzneilich wirksamen Knospen ist noch lange nicht ausgeschöpft!

Wo bekommt man ein Gemmomittel?

Die Knospenmedizin kann man in der Apotheke kaufen oder online bestellen. Sind die Mittel nicht vorrätig, können sie bestellt werden. In der Schweiz finden Sie sie auch in heilpflanzlich-orientierten Drogerien. Die meisten Gemmopräparate sind als Nahrungsergänzungsmittel gelistet. Da der Begriff »Gemmo« rechtlich nicht geschützt ist, sind leider Knospenpräparate auf dem Markt erhältlich, die nicht nach dem Originalrezept von Dr. Pol Henry, dem Begründer hergestellt werden. Qualitativ hochstehende, wirksame Gemmomittel bekommen Sie von den Firmen Alphagem und Phytopharma in Deutschland und Österreich sowie von den Firmen Spagyros und Phytomed in den Schweizer Apotheken und Drogerien (siehe Empfehlungskasten auf Seite 93).

Aus Knospen entsteht neues Leben

Die Knospe ist nicht nur Sinnbild für Kraft und Vitalität, in Miniaturform sind in ihr schon die zukünftigen Blätter und Blüten vorhanden, umschlossen von einer kompakten Schutzhülle, den Knospenschuppen. Es lohnt sich, eine Knospe wie die der Rosskastanie einmal zu halbieren, um das Wunder der Natur zu betrachten.

Die Knospenzellen enthalten wesentlich mehr genetisches Material als andere pflanzliche Zellen. Sie teilen sich mit großer Intensität und sind verantwortlich, dass die Pflanze neue Blätter und Blüten erhält und weiter gedeihen kann. In den Knospenzellen sind alle Gene noch aktiv, dass aus ihnen im Prinzip jeder Pflanzenteil entstehen könnte. Daher werden die Knospen auch als embryonales Gewebe bezeichnet. Später, wenn sie sich zu Blättern und Blüten entwickelt haben, werden viele dieser Gene inaktiviert, da sie nicht mehr gebraucht werden. Kurz vor dem Aufgehen verfügen Knospen über omnipotente Stammzellen und die größte Heilkraft. Das macht Gemmomittel so wirksam!

Powerpakete von Baum und Strauch

Es werden hauptsächlich Knospen von Bäumen und Sträuchern zu Gemmomitteln verarbeitet, in denen die geballte, vitale Kraft dieser pflanzlichen

Geschichte der Gemmotherapie

Seit Anfang der 50er Jahren forschte der belgische Arzt Pol Henry systematisch an pflanzlichem Embryonalgewebe. Er fand heraus, dass es eine Verbindung zwischen dessen Lebens-Information und der therapeutischen Wirkung gibt. Er nannte diese neue Form der Pflanzenheilkunde »Phyto-Embryotherapie«. Das Konzept wurde von anderen Forschern weiter erforscht, wie z.B. von Dr. Max Tétau (von ihm stammt die Bezeichnung »Gemmotherapie«), Philippe Andrianne, Franck Ledounx und Dr. Fernando Piterà.
Die Herstellung der Gemmomazerate wurde 1956 ins Französische Arzneibuch aufgenommen und damit die Therapie in Frankreich, Belgien und der Schweiz offiziell anerkannt. 2011 erfolgte der Eintrag ins Europäische Arzneibuch. Seitdem können Knospenpräparate in ganz Europa vertrieben werden. Damit wurde ein wichtiger Grundstein zur weiteren Verbreitung der Gemmotherapie gelegt.

Wunderwerke konzentriert ist. Die Knospen werden bereits im Herbst angelegt und sammeln Kraft, um gut geschützt und gepolstert den Winter zu überstehen und dann im Frühling mit vitaler Kraft aufzubrechen, um im Verlauf des Jahres Blätter, Blüten und Ästchen zu bilden und so als Baum oder Strauch weiter zu gedeihen.

(Blüten-)Pflanzen, wie zum Beispiel Gänseblümchen oder Löwenzahn – der sich den Winter über in die Erde zurückzieht und im nächsten Jahr entweder aus der Wurzel oder aus den im vergangenen Sommer verbreiteten Samen sprießt – bilden keine Knospen mit omnipotenten Stammzellen. Daher werden diese Pflanzen auch nicht in der Gemmotherapie eingesetzt.

Knospen selber sammeln

Im Frühling wird es Zeit, ans Knospenpflücken zu denken, um eigene Gemmopräparate herzustellen. Es lohnt sich, den gewünschten Baum oder Strauch gut zu beobachten, um den optimalen Sammelzeitpunkt nicht zu verpassen.

Die beste Zeit zum Knospensammeln

Sammelzeit ist im Frühling, kurz bevor die Knospen aufspringen. Ein bisschen Grün der Blattspitzen darf herausschauen, aber nicht mehr. Dann haben die Knospen die größte Wirkkraft. Der richtige Erntezeitpunkt ist für jede Knospenart anders. Sehr früh sammelbereit sind zum Beispiel die Knospen von Ulme, Heckenrose und Haselstrauch. Etwas später können Sie Kastanien- und Lindenknospen ernten. Je nach Großwetterlage kann der genaue Zeitpunkt sehr unterschiedlich sein. So kann die Knospensaison in warmen Jahren bereits Ende Januar beginnen, oder sich in kalten Jahren nach hinten verschieben und erst Ende März starten. Daher gilt es, wachsam zu sein und seine »Heilmittellieferanten« im Auge zu behalten.

Die richtigen Knospen sammeln

Am besten, Sie machen sich mit den verschiedenen Bäumen und Sträuchern schon vertraut, wenn sie ihr grünes Kleid tragen. Denn im Sommer oder Herbst ist es mit Hilfe der Blätter, Blüten und Früchte oft einfacher zu erkennen, um welchen Baum oder Strauch es sich handelt. So können Sie sicher sein, dass Sie im kommenden Frühjahr die richtigen Knospen sammeln.

Achten Sie darauf, die Knospen nur von Pflanzen an »guten« Standorten zu nehmen. An stark befahrenen Straßen, in städtischen Ballungszentren oder in der Nähe von gespritzten und gedüngten landwirtschaftlichen Flächen sollten Sie besser nicht sammeln.

Da nicht alle in der Gemmotherapie verwendeten Pflanzen, wie z. B. Wacholdersträucher, Oliven-, Feigen- oder Mammutbaum, überall in Deutschland wachsen, ist es unter Umständen eine Alternative, ein Bäumchen oder Strauch in den eigenen Garten zu pflanzen. Bis es im kommenden Frühling Knospen trägt, können Sie auf die Gemmomittel der verschiedenen Firmen zurückgreifen.

In Knospen steckt Power!

Alles, was sich später auf den ganzen Baum oder Strauch verteilt, steckt in konzentrierter Form in den Knospen: Enzyme, Phytoproteine, Wachstumshormone, Kohlenhydrate und sekundäre Pflanzenstoffe, wie ätherische Öle, Flavonoide oder Gerbstoffe.

Zu den Wachstumshormonen gehören die Auxine und die Gibberelline. Auxine sind hauptsächlich für das Längenwachstum eines neuen Sprosses zuständig, Gibberelline steuern unter anderem die Geschwindigkeit seines Wachstums. Spezielle Kohlenhydrate, die sogenannten Oligosaccharide, sind dafür verantwortlich, dass sich die unspezifischen Knospenzellen zu Blatt- und Blütenzellen ausdifferenzieren. Außerdem wehren sie Pilze, Viren oder Bakterien ab. Phytoproteine erkennen Zellteilungen, die nicht korrekt abgelaufen sind und setzen pflanzeneigene Reparatursysteme in Gang.

Was Sie beim Sammeln beachten sollten

Wenn Sie die gewünschten Knospen sicher erkannt haben, knipsen Sie sie vorsichtig mit zwei Fingern ab. Als Grundregel gilt: von drei benachbarten Knospen immer zwei stehen lassen, damit der Baum oder Strauch sich weiter entwickeln kann.

Für den Eigengebrauch reicht es, ein Gramm derselben Knospenart zu sammeln. Bei den kleinen Birkenknospen ist das viel, von Rosskastanien brauchen Sie dafür gerademal ein kleineres Stück einer einzigen Knospe.

Bewahren Sie die gesammelten Knospen in einer Stofftasche auf und verarbeiten Sie sie möglichst schnell. Denn schon nach wenigen Stunden verlieren die Knospen einiges an Lebenskraft und damit das daraus hergestellte Gemmomittel an Wirksamkeit. Selbst das Einfrieren ist nicht zu empfehlen, da sich die Knospen auch bei -16°C weiterentwickeln und so an Heilkraft verlieren.

Knospen sicher erkennen

Grundsätzlich gibt es drei verschiedene Arten von Knospen: Blüten- und Blattknospen sowie Knospen, aus denen sich Blüten mit Blättern entwickeln können. Für die Herstellung von Gemmoheilmitteln spielt die Knospenart keine Rolle. Man kann mit wenigen Ausnahmen alle Knospentypen sammeln.

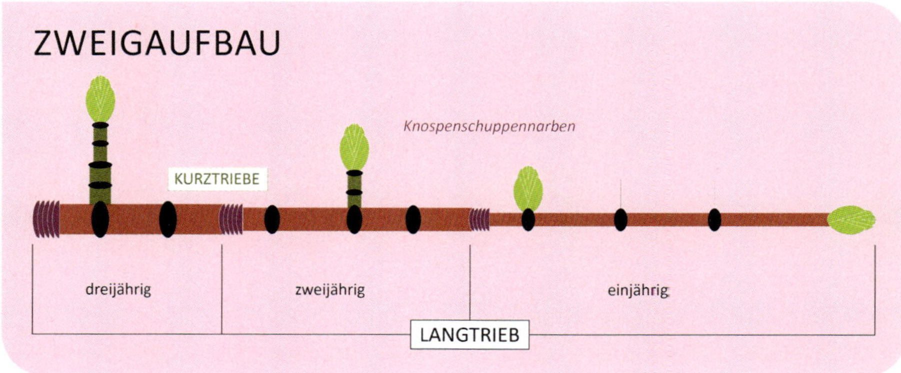

Zweigaufbau

Wenn man sich die Knospen ganz genau ansieht, merkt man, wie groß die Vielfalt ist, und erkennt sie leicht wieder. Um einen Baum oder Strauch sicher zu bestimmen, sollten Sie auf Folgendes achten:

- Welche Farbe und Form haben die Knospen?
- Wo sitzen sie am Zweig und wie sind sie angeordnet?
- In welche Art von Schuppenkleid sind sie verpackt?
- Wie sehen die Blattnarben aus, über denen die Knospen sitzen?

Farbe und Form

Farbe und Form der Knospen sind sehr unterschiedlich und die ersten wichtigen Erkennungsmerkmale. Sie können z. B. braun-violett und eiförmig (Schwarzerle), rot-braun bis grün und eiförmig-kugelig (Haselstrauch) oder grau-braun und kugelig (Walnuss) sein.

Sitz der Knospen

Zur Bestimmung wird immer nur der einjährige Astteil verwendet. Es gibt End- und Seitenknospen, je nachdem, an welcher Stelle des Zweiges die Knospe genau sitzt. Endknospen befinden sich an der Spitze eines Triebes. Seitenknospen sind alle Knospen, die seitlich am Ast und in den Blattachseln der vorjährigen Blätter sitzen. Manche stehen vom Zweig ab, andere liegen am Zweig an. Das ist oft nicht so einfach zu erkennen. Am besten, Sie vergleichen mehrere Zweige miteinander.

Manchmal haben Seitenknospen einen kleinen Stiel, wie zum Beispiel bei der Erle. Hier ist zu beachten, dass man gestielte Knospen nicht mit Kurztrieben oder Endknospen verwechselt.

Knospenstellung

Aus der Stellung der Knospen zueinander lässt sich die zukünftige Position der Blätter ablesen, da die Knospen in den Achseln der Vorjahresblätter gebildet werden. Die Stellung entspricht auch der Anordnung der neuen Seitenzweige, die sich aus manchen Knospen bilden können.

Wechselständige Knospen entspringen einzeln in verschiedener Höhe am einjährigen Ästchen (Birke, Preiselbeere, Eiche, Schwarze Johannisbeere).

Gegenständige Knospen sind Knospen, die sich paarweise auf gleicher Höhe gegenüber stehen. Wenn die übereinanderliegenden gegenständigen Knospenpaare im rechten Winkel zueinander angeordnet sind, spricht man von kreuzgegenständigen Knospen. Da sich die Knospen nicht milimetergenau auf der gleichen Höhe gegenüber stehen, sprechen die Botaniker in diesem Fall auch von schiefgegenständig (Esche, Rosskastanie, Roter Hartriegel, Wolliger Schneeball).

Spricht man von einer zweizeiligen Anordnung, stehen sich die Knospen in zwei gegenüberliegenden Reihen wechselständig (Linde, Ulme, Haselnuss) oder gegenständig gegenüber.

Knospenschuppen

Damit das empfindliche Knospenmaterial, was ja die Zukunft der Pflanze bedeutet, die harten Wintermonate überleben kann, bilden sich um die Knospen sogenannte Knospenschuppen. Diese dienen der Knospe als Isolationsschicht zum Schutz gegen Winterkälte und Nässe.

Die Schuppen unterscheiden sich stark voneinander und eignen sich daher oft zur Bestimmung einer Knospe. Sie können ledrig, mit Harz oder Wachs überzogen sein wie bei der Pappel, oder eine feine Behaarung aufweisen wie bei der Brombeere. Knospenschuppen werden im Frühling abgestoßen, wenn die Knospen sich öffnen.

Blattnarben

Mit Hilfe der Blattnarben kann man manchmal gerade im Winter Bäume

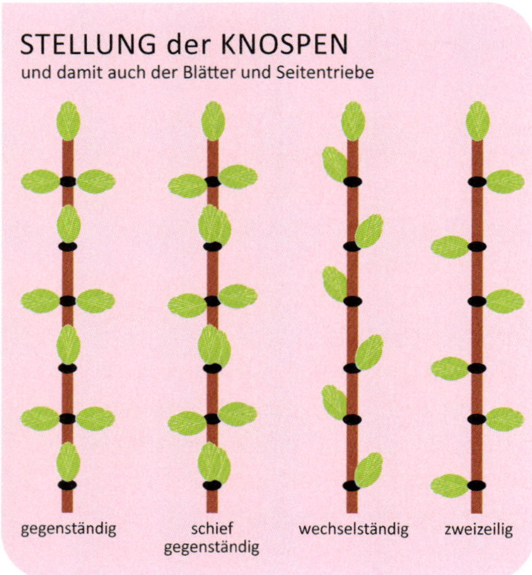

Verschiedene Knospenstellungen

gut bestimmen, wenn viele andere botanische Merkmale nicht sichtbar sind. Die Narben können verschiedene Formen haben. Rosskastanien- oder Walnussnarben sind zum Beispiel herzförmig, bei der Esche sind sie wappenförmig. Blattnarben befinden sich unterhalb der Knospen, die schon im Herbst vorhanden sind, und bilden die Trennschicht zwischen Zweig und Blattstiel, damit sich im Herbst das Blatt ohne Verletzung des Zweiges ablösen kann.

Weitere charakteristische Merkmale der Blattnarben sind die Lage und die Anzahl der Leitbündel (Blattspuren). Das sind Gefäßbündel, durch die Wasser und Nährstoffe vom Zweig zum Blatt transportiert werden. Wenn die Blätter abfallen, zerreißen die Leitbündel und bleiben als Punkte oder Striche in der Blattnarbe sichtbar. Bei einspurigen Blattnarben ist nur ein Leitbündel zu erkennen, bei vielspurigen entsprechend mehrere.

So wenden Sie Gemmomittel richtig an

Gemmopräparate werden als Einzelmittel angewendet, manchmal kann es jedoch sinnvoll sein, mehrere Mittel miteinander zu kombinieren.

Die Anwendung ist einfach. Gemmomittel werden am besten in den Mund gesprüht. Durch Sprühen können die Wirkstoffe innert Sekunden von der Mundschleimhaut aufgenommen werden und ins Blut gelangen. Wenn Sie gerade etwas gegessen oder die Zähne geputzt haben, sollten Sie circa zehn Minuten warten, bevor Sie ein Gemmomittel anwenden.

Standarddosierung

Man nimmt das Mittel 2- bis 3-mal täglich, jeweils morgens, abends und bei Bedarf auch mittags. Erwachsene nehmen 2–3, Kinder ab sieben Jahren 1–2 Sprühstöße. Auch kleinere Kinder können prinzipiell mit Gemmomitteln behandelt werden, dann nur mit einem Sprühstoß. Der Alkoholgehalt eines Sprühstoßes ist kleiner als der einer reifen Banane.

Zu beachten ist die Verfassung des Patienten. Ist er sehr geschwächt oder hochsensibel, reicht häufig eine geringere Dosierung. Eine andere Anwendungsart sind Gemmomittel im Tropffläschchen. Diese werden pur eingenommen durch Tropfen in den Mund, und nicht mit Wasser verdünnt! Eine Verdünnung mit Wasser würde die Aufnahme der Wirkstoffe über die Schleimhaut verunmöglichen.

Behandlung von akuten Beschwerden

Bei einer Blasenentzündung, einem Heuschnupfen-Anfall, bei Regelschmerzen oder anderen akuten Beschwerden kann eine viertelstündliche Anwendung sinnvoll sein. Sobald die Beschwerden nachlassen, können Sie die Abstände der Einnahme vergrößern oder sogar aufhören. Wenn innerhalb weniger Stunden keine Besserung eintritt, empfiehlt es sich, ärztlichen Rat einzuholen.

Behandlung von chronischen Erkrankungen

Bei chronischen Beschwerden, wie z. B. Rheuma, Bluthochdruck oder Herzerkrankungen, reicht die kurzfristige Einnahme eines Gemmomittels nicht aus. Hier ist der Einsatz mit der Standarddosierung über einige Wochen angesagt. Nach ungefähr drei Monaten kann man mit einer Einnahmepause überprüfen, ob sich die Symptomatik verbessert hat. Wenn nicht, nehmen Sie es weiter.

Die Wirkung anderer naturheilkundlicher oder schulmedizinischer Medikamente können Gemmomittel wirksam unterstützen. Lassen Sie sich diesbezüglich von einer medizinischen Fachperson beraten.

Nebenwirkungen

Gemmomittel sind sehr gut verträglich. Nebenwirkungen sind kaum bekannt.

Gemmomittel selbst herstellen

Eigene Gemmomittel herzustellen, ist nicht schwer. Auf den folgenden Seiten wird die Mazeration von frischen Knospen Schritt für Schritt erklärt.

Die eigene Herstellung von Gemmomitteln ist sehr einfach. Wichtig ist, dass die richtigen Verdünnungen von Glycerin und Alkohol eingesetzt werden!

Für vier Sprühfläschchen (à 50 ml) eines Mittels brauchen Sie:

- 1 g frisch gepflückte Knospen (immer nur von einer Pflanzenart)
- 100 ml Glycerin 85 Vol.-%
- 100 ml Trinkalkohol 70 Vol.-%
- digitale Küchenwaage
- scharfes Messer
- 1 Tropffläschchen (20 ml)
- 1 Messzylinder (100 ml)
- kleiner Trichter
- 1 Becherglas (250 ml)
- Teefilter
- 4 Fläschchen mit Sprühkopf (à 50 ml)

1. Die frisch gepflückten Knospen abwiegen,
2. mit einem scharfen Messer zerkleinern
3. und in das Tropffläschchen geben.
4. 10 ml Glycerin und 10 ml Alkohol in einem Messzylinder zuerst mischen und erst dann zu den Knospen in das Tropffläschchen füllen. Das Fläschchen gut verschließen, durchschütteln und drei Wochen an einen warmen Ort ohne direkte Sonneneinstrahlung stellen. Einmal täglich schütteln, um die Mazeration zu unterstützen, bei der die wirksamen Inhaltsstoffe aus den Knospen gelöst werden.
5. Nach den 3 Wochen den Trichter in das Becherglas stellen, den Teefilter ausbreiten und das Knospenmazerat hindurchgießen.

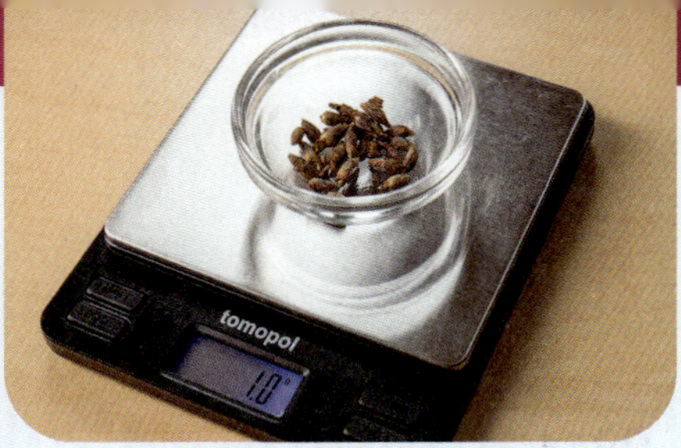

1. Knospen wiegen

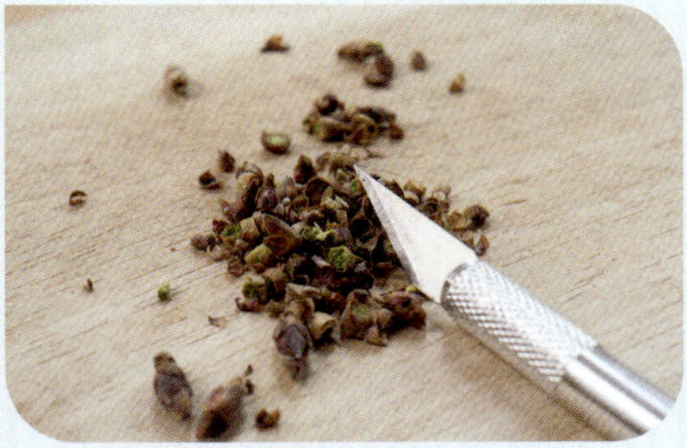

2. Knospen zerkleinern

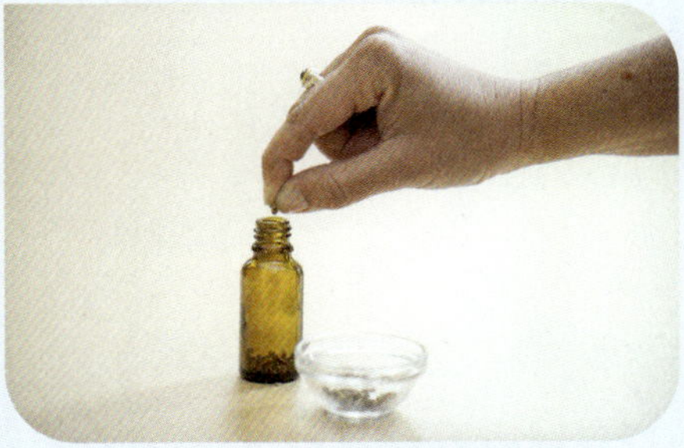

3. Knospen in Flasche geben

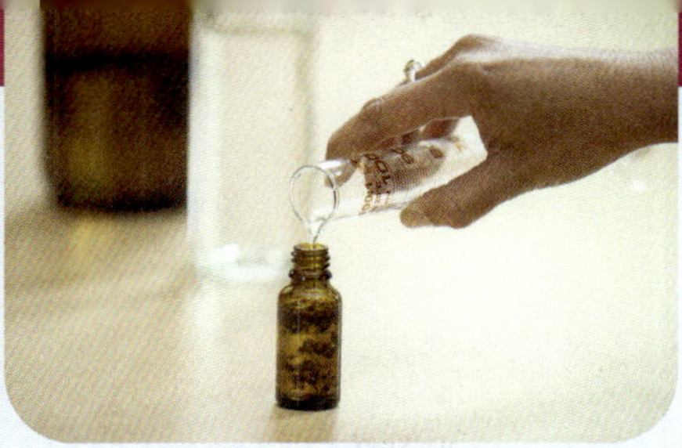

4. Mit Lösungsmittel versetzen

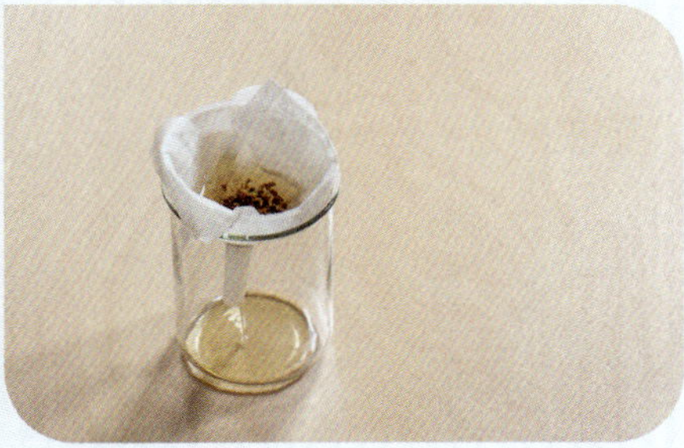

5. Filtrieren

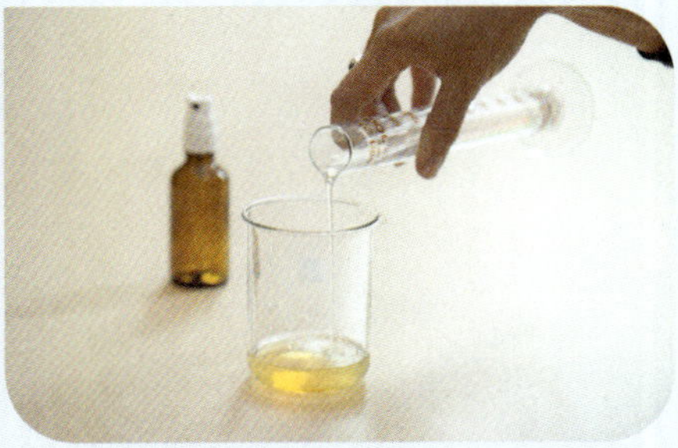

6. Mazerat verdünnen

6. 90 ml Glycerin und 90 ml Alkohol in einem Messzylinder mischen, zum Knospenmazerat hinzugeben und gut mischen. Das fertige Gemmomittel in Sprühfläschchen abfüllen und gut verschließen. Jede Flasche mit dem Knospennamen und dem Herstellungsdatum beschriften.

Haltbarkeit: Selbsthergestellte Gemmomittel nicht länger als zwei bis drei Jahre aufbewahren. Danach empfiehlt es sich, ein frisches Präparat herzustellen.

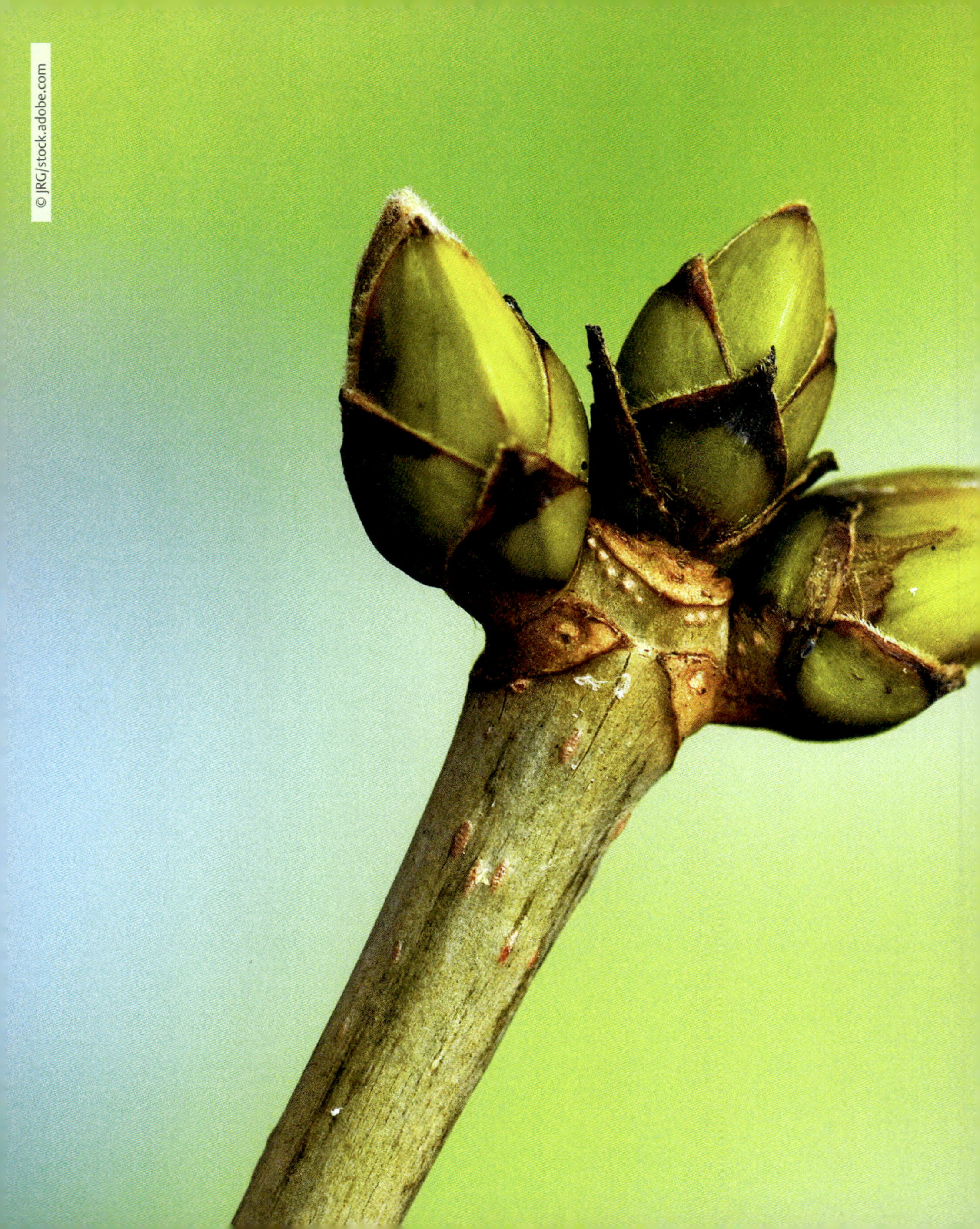

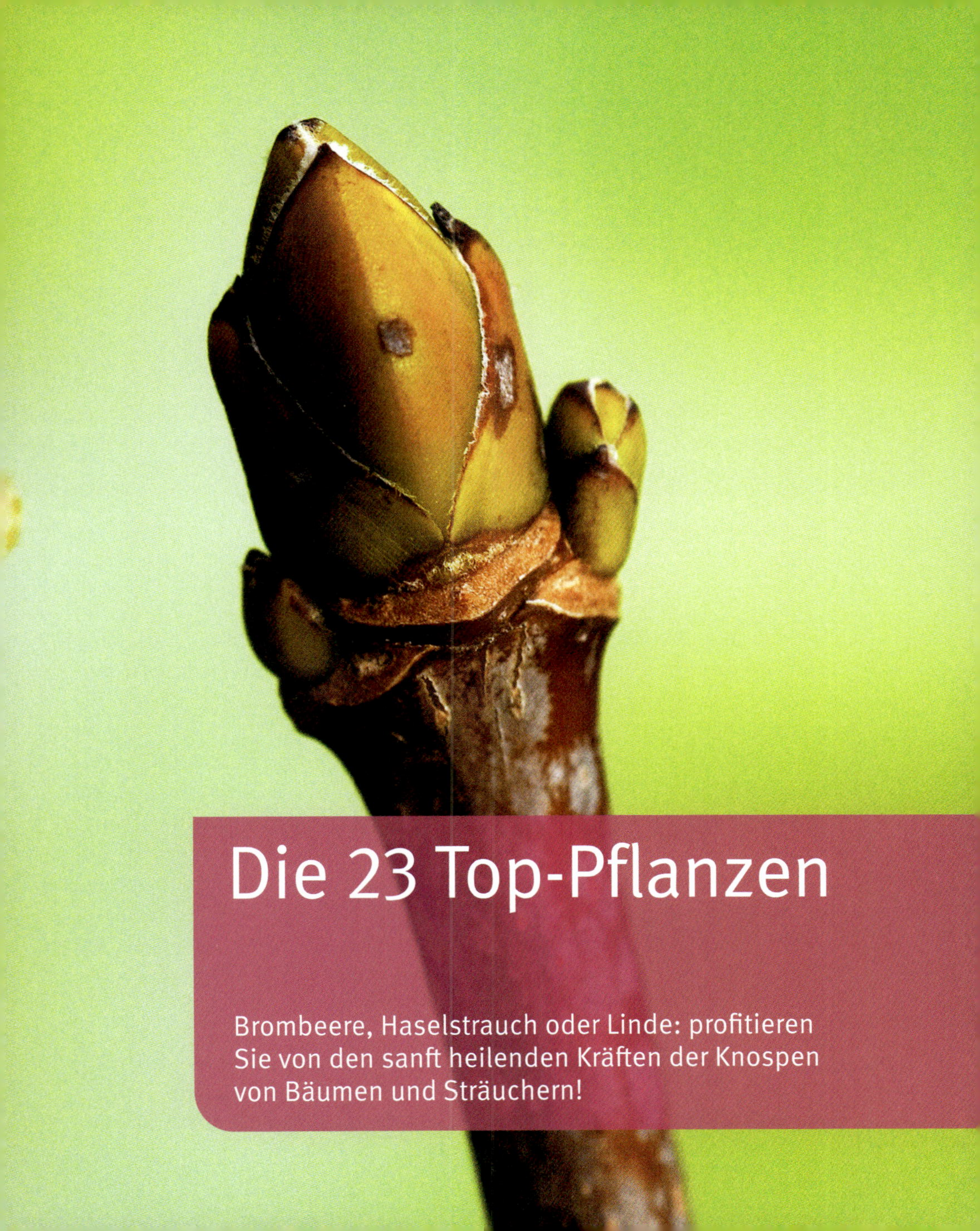

Die 23 Top-Pflanzen

Brombeere, Haselstrauch oder Linde: profitieren Sie von den sanft heilenden Kräften der Knospen von Bäumen und Sträuchern!

Das passende Gemmomittel finden

Für viele Beschwerden, egal ob körperlicher oder seelischer Natur, gibt es ein entsprechendes Heilmittel. Finden Sie auf den folgenden Seiten das passende für sich heraus.

Auf den folgenden Seiten finden Sie 23 Knospenporträts. Es sind die Mittel, die in Deutschland und der Schweiz am gebräuchlichsten sind und zu denen es viele Erfahrungsberichte und Studien gibt. Sie können sich also auf die heilsamen Kräfte und ihre Wirkung verlassen.

Die Mittel helfen bei sehr vielen körperlichen und seelischen Beschwerden, egal ob sie nun akut auftreten oder schon chronisch sind. Mit Hilfe der Pflanzenporträts und der weiter hinten zu findenden Indikationstabelle ist es auch für Laien leicht, das passende Gemmomittel zu finden. Da die Verträglichkeit sehr hoch ist, kann man bei der Einnahme praktisch nichts falsch machen.

Es ist nicht nötig, alle 23 Mittel in der Hausapotheke zu haben. Denn je nach persönlicher Konstitution brauchen Sie nur Ihr passendes Gemmomittel. Deshalb lohnt es sich, die Porträts genau zu lesen, und sich dann das bzw. die passenden Mittel herauszusuchen und diese herzustellen oder sie als Fertigpräparate zu besorgen.

Alle, die die Arzneien selbst herstellen und dazu Knospen sammeln wollen, finden am Anfang der Pflanzenpor-

träts eine kurze Beschreibung der Knospen.

Danach wird erläutert, wie die Mittel wirken und bei welchen Beschwerden sie hilfreich sind. Zusätzlich gibt es immer noch einen Tipp, was zu beachten ist, eine spezielle Empfehlung oder wie Sie das Mittel mit einem anderen kombinieren können.

In den meisten Portraits werden spezielle Eigenheiten des beschriebenen Baums oder Strauchs erwähnt. Zum Beispiel, dass die Eiche ein Symbol für Kraft und Härte ist und unter anderem deshalb als »männlicher« Baum gilt. Dass die Birke mit ihren hellgrünen Blättern, die so leicht im Wind tanzen, ein Baum der Jugend ist. Oder auch, dass Erlen häufig an feuchten Standorten wie Flussufern oder Mooren gedeihen.

Heilpflanzenkundige fassen solche Beobachtungen unter dem Begriff »Signatur« zusammen, was so viel bedeutet wie: »die Sprache der Pflanzen« oder »Wie teilt sich eine Pflanze mit ihrem charakteristischen Äußeren oder ihrem Standort mit.« Davon kann oft ihre spezielle Wirkung und Heilkraft abgeleitet werden. Beispielsweise wird die Eiche als Stärkungsmittel bei Männern oder körperlich und psychisch geschwächten Menschen eingesetzt, die Birke bei Verjüngungs- und Entgiftungskuren verwendet und die Erle bei Erkältungen, die durch Feuchtigkeit und Kälte entstanden sind. Nicht bei jeder Pflanze ist die Annäherung über die Signatur so einfach möglich, aber da, wo es sinnvoll ist und zur Unterscheidung von anderen Mittel mit gleicher Indikation beiträgt, habe ich die Signatur miteinbezogen.

Birke – Hängebirke (Betula pendula) & Moorbirke (Betula pubescens)

» Nicht umsonst gilt die Birke als Baum der Jugend und Frische. In unseren Breitengraden kündigen ihre schönen hellgrünen Blätter, die so leicht im Wind tanzen, den Frühling an.

Knospen

Für Gemmo-Birken-Präparate werden Knospen beider Birkenarten verwendet – in Kombination oder einzeln. Die Hängebirke hat ca. 6 mm lange, schmaleiförmige und zugespitzte Knospen. Seitenknospen vom Zweig abstehend. Knospenschuppen sind braun und abgerundet. Glänzendes Sekret an der Knospenspitze. Kleine, dreispurige Blattnarben. Die Moorbirke hat 6–8 mm lange, spitz-eiförmige, leicht gebogene Knospen. Seitenknospen vom Zweig abstehend oder am Zweig anliegend. Knospenschuppen sind grau- bis grün-braun, vorne abgerundet, am Rand oft weiß bewimpert. Kleine dreispurige Blattnarben.

Geschichte der Birke als Heilmittel

Die Birke wird seit Urzeiten genutzt: Aus ihrem Holz wurden Trinkbecher und Fässer gemacht, aus den Zweigen Besen, um das Haus im Frühling zu reinigen und um die Wintergeister aus den Ecken zu vertreiben. Aus Birkenstämmen wurde Saft gezapft – in der Volksmedizin das Lebenselixier. Besonders in Nordeuropa vertraute man auf seine verjüngenden Eigenschaften. Schon im 16. Jahrhundert beschrieb der italienische Arzt Pietro Andrea Matttioli, dass Birkensaft Nieren- und Blasensteine beseitigen könne. Zudem vertreibe es Flecken im Gesicht und schaffe eine schöne, faltenfreie Haut.

Später berichtete ein Arzt aus Napoleons Armee, dass der Birkensaft in Nordeuropa überaus geschätzt und das Heilmittel Nummer Eins sei. »Er hülfe bei allen Hautkrankheiten, bei Rheuma und Gicht und bei unzähligen chronischen Krankheiten, denen die Ärzte ratlos gegenüberständen.«

entgiftet + erneuert

Frühjahrskur

Gelenk-
beschwerden

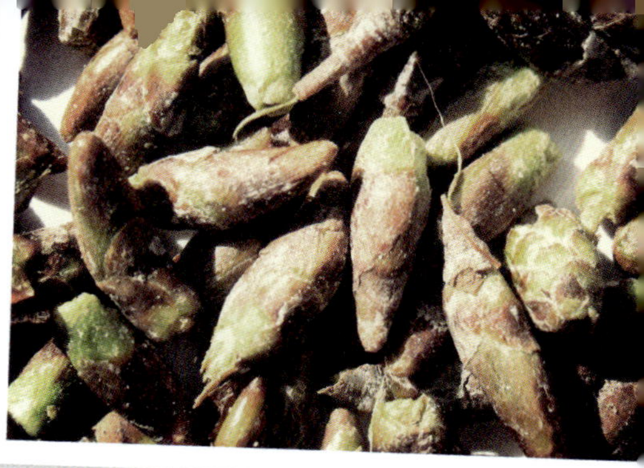

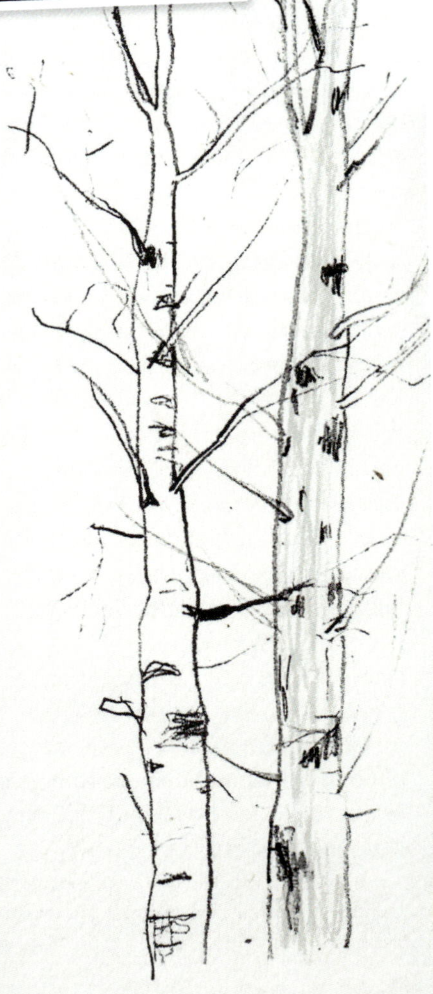

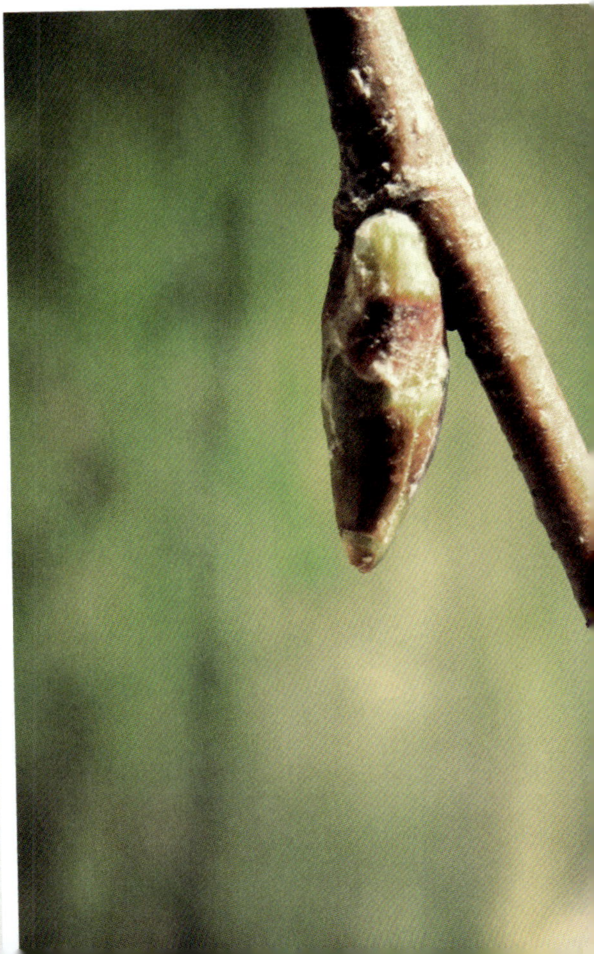

Wirkungen und Indikationen

Birkenknospen schwellen im Frühjahr an, wenn der frische Saft in sie hineinschießt. Daher steht ihre Wirkung in engem Zusammenhang mit dem Saft und seinen fließenden, ausschwemmenden und entgiftenden Eigenschaften. So wird das Mittel immer dann gegeben, wenn die Diurese (Harnausscheidung in den Nieren) aktiviert und Schlackenstoffe (also Stoffwechselabfallprodukte) und eingelagerte Umweltgifte ausgeleitet werden sollen.

Das Mittel wirkt auch bei Erkrankungen der Blase, der Leber und Galle, des Immunsystems sowie bei Gelenkbeschwerden.

Nieren und Blase

Die Birke kann die arterielle Durchflussrate in den Nieren bis auf das Fünffache erhöhen. Das hilft, den Körper »durchzuspülen« und zu entgiften. Dabei werden auch Bakterien, die eine Blasenentzündung auslösen können, aus der Blase geschwemmt. Daher ist die Birke ein gutes Mittel zur Vorbeugung und Therapie einer Blasenentzündung (eventuell in Kombination mit einem antibakteriell wirksamen Mittel).

Gelenke

Birke wirkt entzündungshemmend. Sie hilft bei Gelenkbeschwerden wie Rheuma, Arthritis und Arthrose (gern in Kombination mit Schwarzer Johannisbeere). Außerdem kann sie Gicht-Schmerzen lindern, da sie Ablagerungen in den Gelenken ausleitet, die Schmerzen und Entzündungen verursachen.

Immunsystem

Birkenknospen wirken antiallergisch. Zusammen mit der entzündungshemmenden Schwarzen Johannisbeere ist die Pollensaison sorgloser zu überstehen. Am besten helfen Birkenknospen den Heuschnupfen-Geplagten jedoch bereits im Vorfeld. Vier bis sechs Wochen vor der Pollensaison empfiehlt es sich, eine Ausleitungskur mit Birke zu machen. Ist unser Organismus von belastenden Schlackenstoffen befreit, kann das Immunsystem besser reagieren. Viele Untersuchungen haben gezeigt, dass nach Entgiftungskuren im Januar oder spätestens Februar die allergischen Symptome, wie tränende, kratzende Augen und Fließschnupfen, deutlich schwächer ausfallen.

Leber

Die Birke entgiftet nicht nur über die Niere, sondern auch über die Leber. Durch die Anregung des Leberstoffwechsels kann sie zu hohe Cholesterin- und Blutfettwerte positiv beeinflussen. Wasserlösliche Schlackenstoffe können so leichter über die Harnwege und fettlösliche Stoffwechsel-Abfallprodukte leichter über die Leber und den Darm ausgeschieden werden.

Frühlingskur mit Birke

Nach dem Winter sehnen wir uns nach Vitalität und Leichtigkeit. Fastentage sind vielleicht angedacht. Zur Unterstützung eignet sich die Birke bestens. Empfohlen wird eine 4–6 wöchige Kur mit der Dosierung von morgens und abends je 2–3 Sprühstößen.

Durch die verstärkte Entgiftung über die Nieren, und die Leber kann es zu übelriechendem, vermehrtem und verfärbtem Urin und Stuhl kommen. Auch der Schweiß kann sich in Menge, Farbe und im Geruch ändern. Lassen Sie sich davon nicht beunruhigen, denn es sind alles Zeichen, dass die Ausleitung erfolgreich abläuft!

Tipp: Auch nach Behandlungen mit Antibiotika hat sich eine Kur mit Birke bewährt. Die abgetöteten Bakterien, aber auch deren Gifte (Toxine), werden durch die gesteigerte Diurese ausgeschwemmt. Zudem kann sich die natürliche Darmflora wieder erholen und aufbauen. Als Unterstützung ist dafür auch die zusätzliche Einnahme des Walnussbaum-Gemmomittels empfehlenswert!

Brombeere (Rubus fruticosus)

» Schon an den dichten, dornigen Zweigen mit den dunkelgrünen, lederartigen Blättern erkennt man die enorme Widerstandsfähigkeit des Brombeerstrauchs.

Knospen

Keine Endknospen. Die Seitenknospen sind schmal-eiförmig, zugespitzt, vom Zweig abstehend, an der Spitze fein behaart. Die Knospenschuppen sind grün bis rot-braun und rot-violett, zugespitzt, leicht behaart. Keine Blattnarben.

Wirkungen und Indikationen

Die Brombeere ist ein Mittel fürs hohe Alter. Ihre zwei großen Wirkgebiete sind die Knochen und die Lunge. Mit zunehmendem Alter verlieren die Knochen an Elastizität. Bei manchen Menschen kann sich dadurch eine Osteoporose entwickeln. Wenn ältere Menschen stürzen, kommt es häufig zu Knochenbrüchen. Da regt das Brombeer-Gemmopräparat die knochenbildenden Zellen (Osteoblasten) an, neues Knorpel- und Knochenmaterial zu bilden. Auch bei Gelenkschmerzen durch Arthrose kann Brombeere lindernd wirken. Sie ist außerdem das Mittel der Wahl, wenn alte Menschen unter chronischer Bronchitis oder Atemnot, die durch eine fortgeschrittene Erkrankung der Lunge hervorgerufen werden, leiden. Da in der Brombeere viele Gerbstoffe enthalten sind, die im Körper adstringierend, also zusammenziehend und gewebsabdichtend, wirken, empfiehlt sie sich bei Zahnfleischentzündungen, Durchfall und Hämorrhoiden.

Tipp: Für starke Raucher, die morgens beim Aufwachen viel abhusten müssen, ist die regelmäßige Einnahme von 1- bis 2-mal täglich 2 Sprühstößen Brombeere angezeigt. Alternativ hilft auch 2- bis 3-mal pro Jahr eine sechswöchige Kur mit der Dosierung 3-mal täglich 2 Sprühstöße.

chronische Atemwegserkrankungen
Mittel für das hohe Alter
stärkt die Knochen

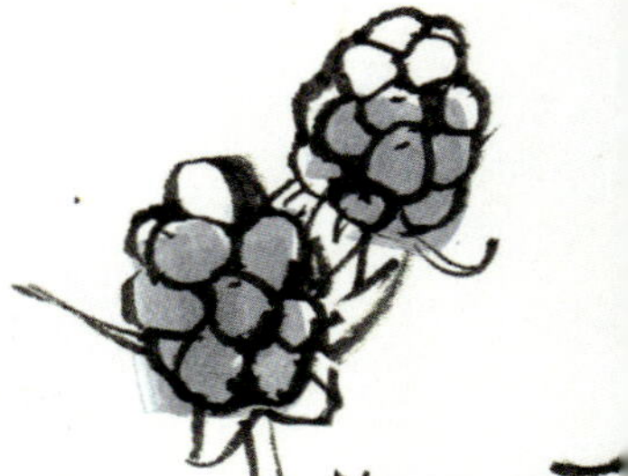

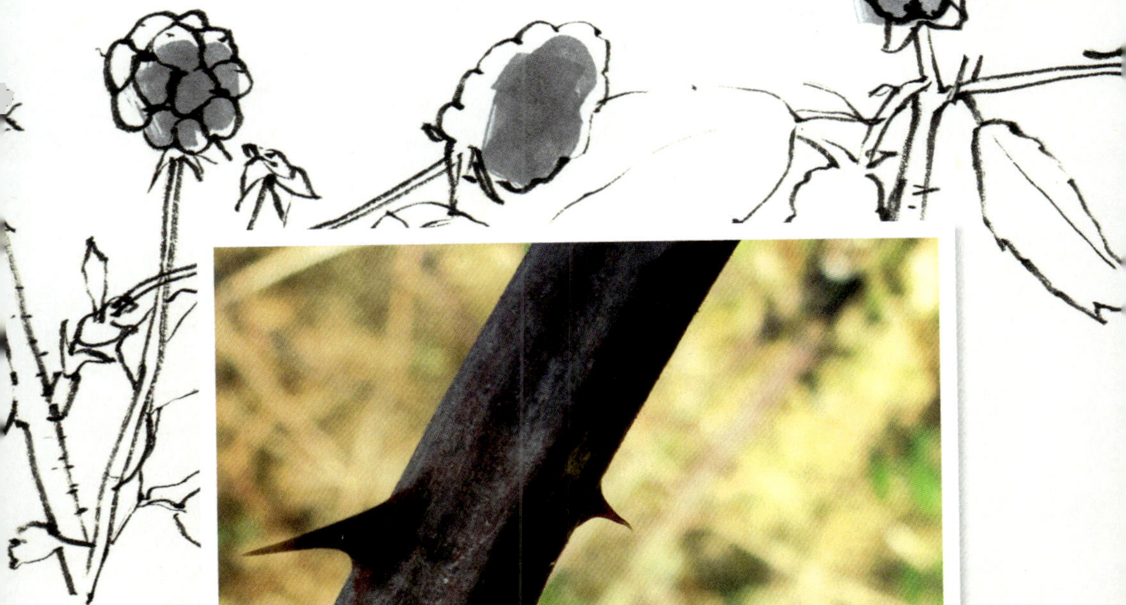

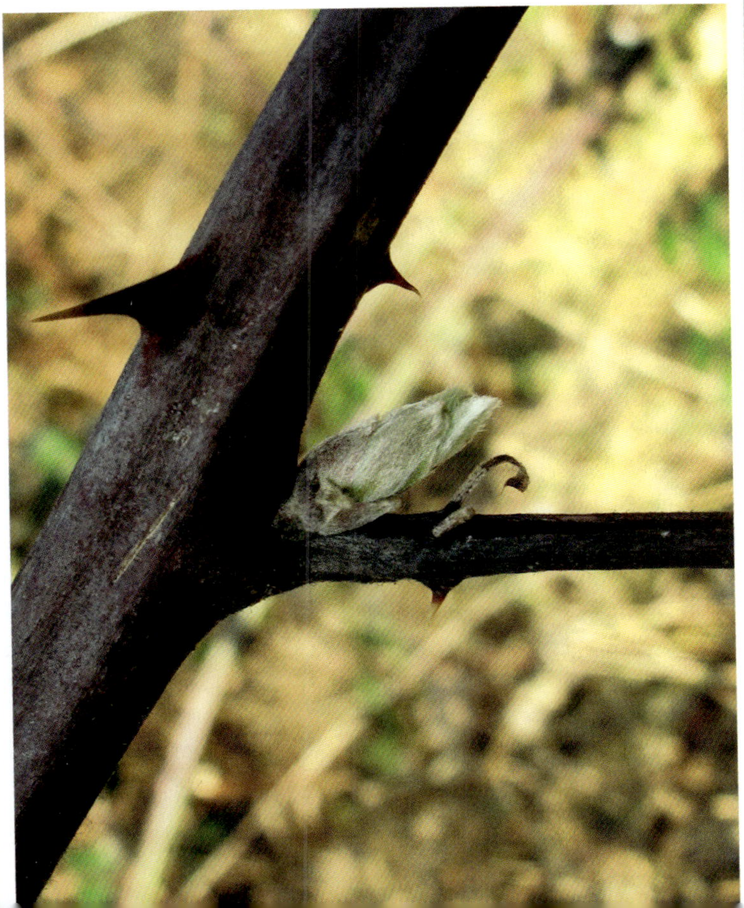

Esche (Fraxinus excelsior)

» Eschen sind Bäume, die schnell wachsen und ihre Baumnachbarn immer überragen. Ihr Holz gilt als elastisch und weich, so wie das Knospenmittel Gelenke geschmeidig halten soll.

Knospen

Die Endknospen sind breit pyramidenförmig, vorne zugespitzt und größer als die Seitenknospen. Diese sind kugelig bis eiförmig, vorne zugespitzt und vom Zweig abstehend. Die mattschwarzen Knospenschuppen haben oft einen braunen Rand. Auf den wappenförmigen Blattnarben zeigen sich hufeisenförmig angeordnete Leitbündel.

Wirkungen und Indikationen

Die Esche gehört, wie die Pappel und die Weide, zu den Bäumen, die mit ihren Wurzeln in feucht-kalter Erde stehen. Daher ist sie bei Beschwerden, die sich im Feucht-Kalten verschlimmern, besonders geeignet. Sie wirkt schmerzstillend und entzündungshemmend.
In der Naturheilkunde wird ihre Rinde schon lange als wirksames Mittel bei Gelenkentzündungen eingesetzt.

Auch als Gemmomittel hilft die Esche, Schmerzen zu lindern und entzündliche Prozesse zu kurieren. Wegen ihrer entwässernden und harnsäureausleitenden Wirkung ist die Esche bei geschwollenen, schmerzenden Gelenken, bei Gicht und bei Nierenschwäche sehr zu empfehlen.

Tipp: Erle und Esche sind beides Mittel, die bei hitzigen Zuständen helfen. Meiner Erfahrung nach sollten Sie das Erlenmittel verwenden, wenn es sich um fiebrige Erkältungskrankheiten mit Husten, Schnupfen und Kopfschmerzen oder um Grippe handelt. Das Eschenmittel hingegen empfiehlt sich eher bei roten, geschwollenen und schmerzenden Gelenken (mit und ohne Harnsäurebezug). Ihre Heilwirkung richtet sich nicht gegen das Fieber an sich, sondern gegen die Hitze im Gelenk und die damit verbundenen Schmerzen.

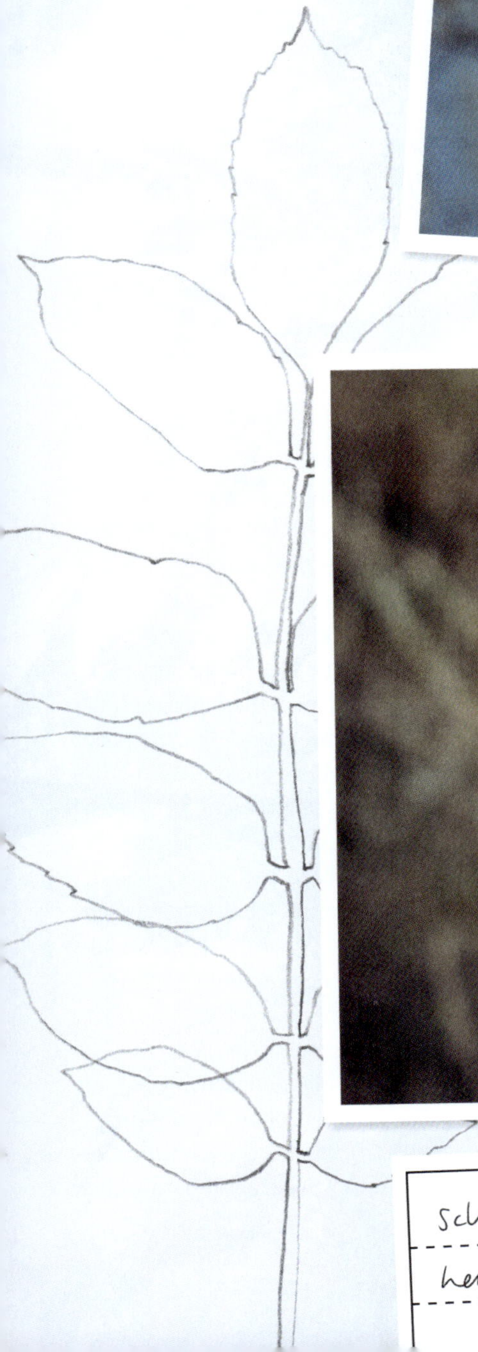

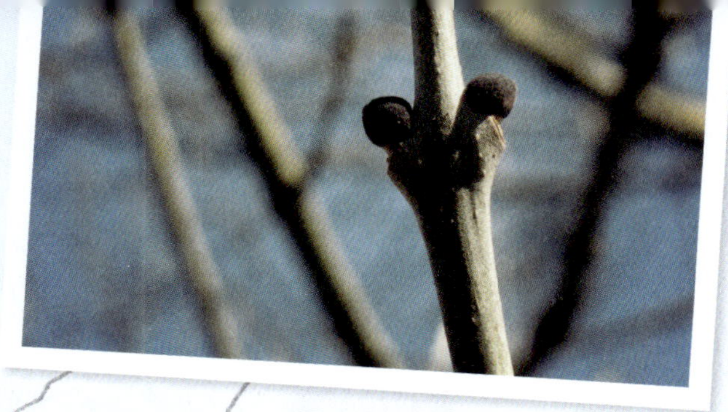

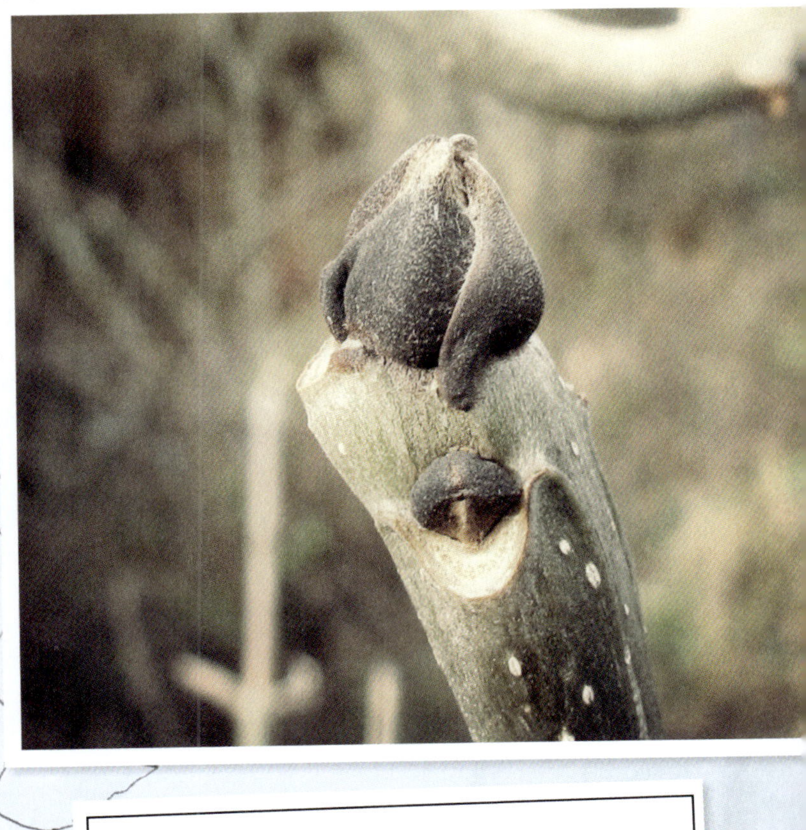

schmerzlindernd, entzündungs-
hemmend, Gicht, entwässernd

Feigenbaum (Ficus carica)

» Mit seinen süßen Früchten und den runden Blättern steht der Feigenbaum seit jeher für die Verbindung von Spiritualität und Sinnlichkeit. Er gilt auch als Baum der Erkenntnis.

Knospen

Die Endknospen sind schmal pyramidenförmig mit gekrümmter Spitze und viel länger als die Seitenknospen. Diese sind eiförmig-rundlich und stehen vom Zweig ab. Die lang zugespitzten Knospenschuppen haben eine grüne bis bräunliche Färbung. Die Leitbündel sind kreisförmig angelegt.

Wirkungen und Indikationen

Der Feigenbaum ist neben der Linde das Mittel, das die gestresste Seele harmonisiert. Das Knospenmittel wirkt beruhigend, angstlösend und antidepressiv. Bei vielen Beschwerden im Verdauungstrakt, die mit Stress verbunden sind, wie Magenschmerzen, Magenbrennen, Reflux oder beginnende Magengeschwüre aufgrund erhöhter Magensäureproduktion, tut das Feigenpräparat gut. Für Menschen, die tagsüber an Nervosität leiden und nachts an Schlaflosigkeit, weil sich das Gedankenkarussell immer weiter dreht, sind Feigenknospen empfehlenswert. Zudem ist das Mittel wirksam bei stressbedingter Migräne sowie Kopfschmerzen durch Verspannung. Wenn es darum geht, Essstörungen wie Anorexie, Bulimie oder Adipositas zu behandeln, sind Feigenknospen ein bewährtes Mittel, da sie nicht nur seelisch harmonierend, sondern auch appetitregulierend wirken und gegen Übelkeit helfen. Denn bei diesen Erkrankungen müssen sowohl die körperliche als auch die psychische Ebene miteinbezogen werden.

Tipp: Falls die Magenbeschwerden mit einer Magenschleimhautentzündung einhergehen, hat sich die Kombination von Feige und Schwarzer Johannisbeere bewährt.

beruhigend,
angstlösend

Magenbeschwerden

Sodbrennen

Kopfschmerzen,
Migräne

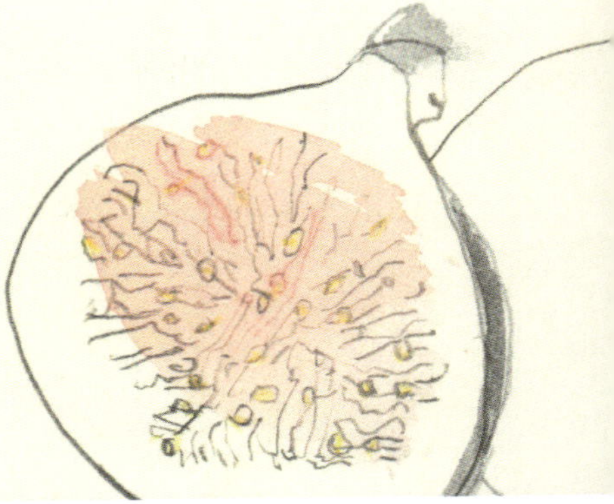

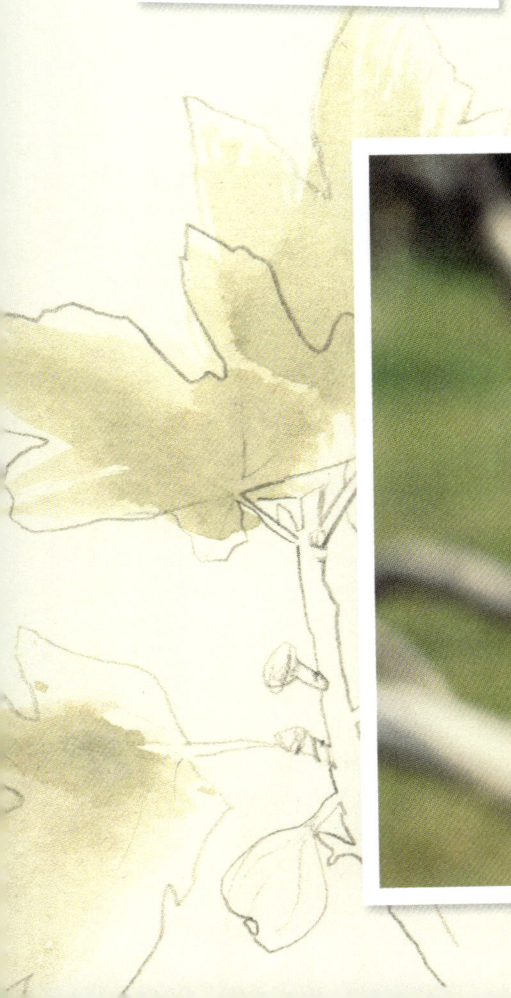

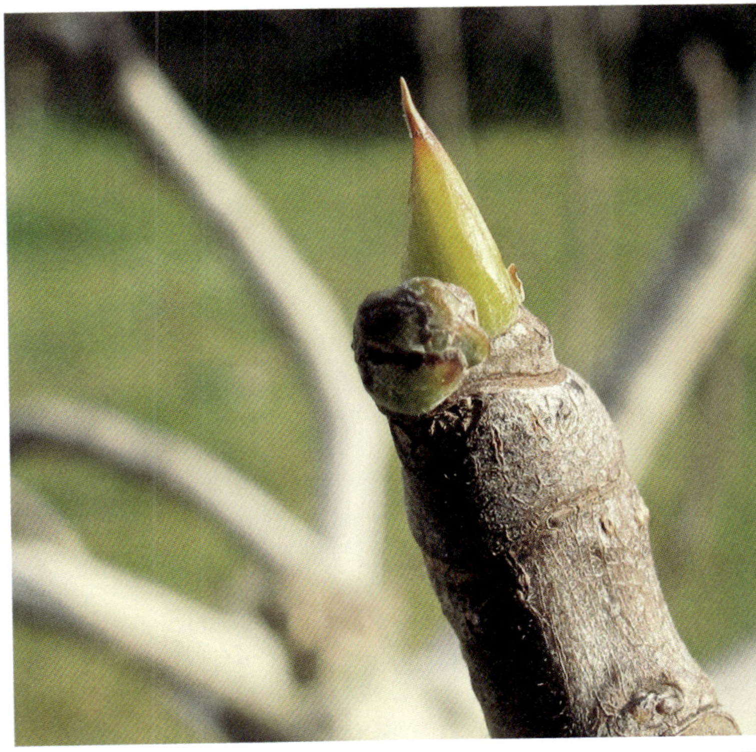

Feldulme (Ulmus minor)

» Die Ulme war immer ein hochgeschätzter Baum. In isländischen Sagen wird erzählt, dass die ersten Menschen aus Holz geschaffen wurden: der Mann aus der Esche, die Frau aus der Ulme.

Knospen

Die Blütenknospen sind kugelig, die Blattknospen schmal-eiförmig und meist zugespitzt. Die Endknospen sind etwas gekrümmt. Die Seitenknospen stehen vom Zweig ab. Die rot- bis dunkelbraunen Knospenschuppen sind oben eingekerbt und haben weiß behaarte Ränder. Dreispurige Blattnarben.

Wirkungen und Indikationen

Die Ulme gilt als das Heilmittel für die Haut. Bei einfachen Verletzungen und Wunden sowie Verbrennungen ist sie das Mittel der ersten Wahl. Häufig wird sie in Kombination mit anderen Gemmopräparaten gegeben. Ulme hilft bei juckenden, nässenden und Hautentzündungen mit und ohne Pusteln. Sind die Symptome sehr ausgeprägt, ist die Kombination mit Schwarzer Johannisbeere empfehlenswert. Infizierte Hautausschläge und Wunden (mit Eiter) bedürfen der zusätzlichen Gabe der antibakteriell wirkenden Erle. Virale Hauterkrankungen, wie beispielsweise Herpes, sprechen gut auf die Kombination mit der Heckenrose an. Das Gemmomittel der Ulme ist auch in der Lage, die Talgdrüsen zu harmonisieren. Hilfreich ist dies bei Akne während der Pubertät wie auch bei der sogenannten Spätakne, die Frauen im mittleren Alter plagen kann. Ursache sind meist hormonelle Schwankungen. Kommen diese mit einer Schilddrüsenüberfunktion zusammen, hat sich die zusätzliche Gabe des Roten Hartriegels bewährt.

Tipp: Bei schlecht heilenden Wunden (verursacht z. B. durch Diabetes oder Venenprobleme) hilft die Ulme. Die Wirkung des Mittels kann verstärkt werden, indem Sie es einnehmen und auf die Wundränder sprühen.

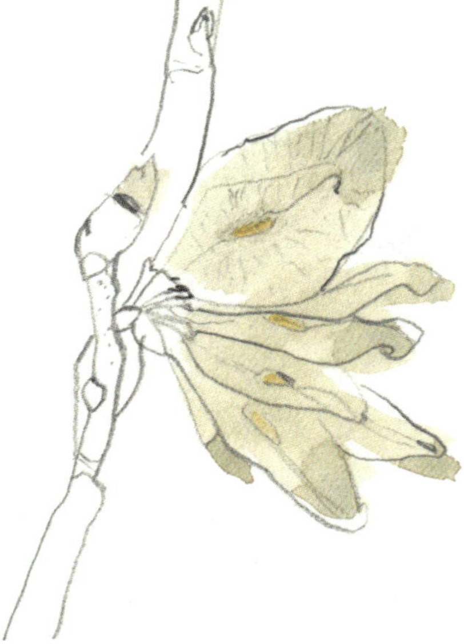

Wunden

Ekzeme

Akne

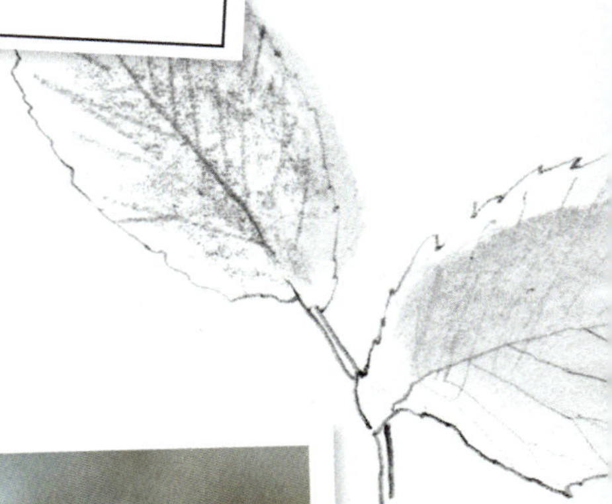

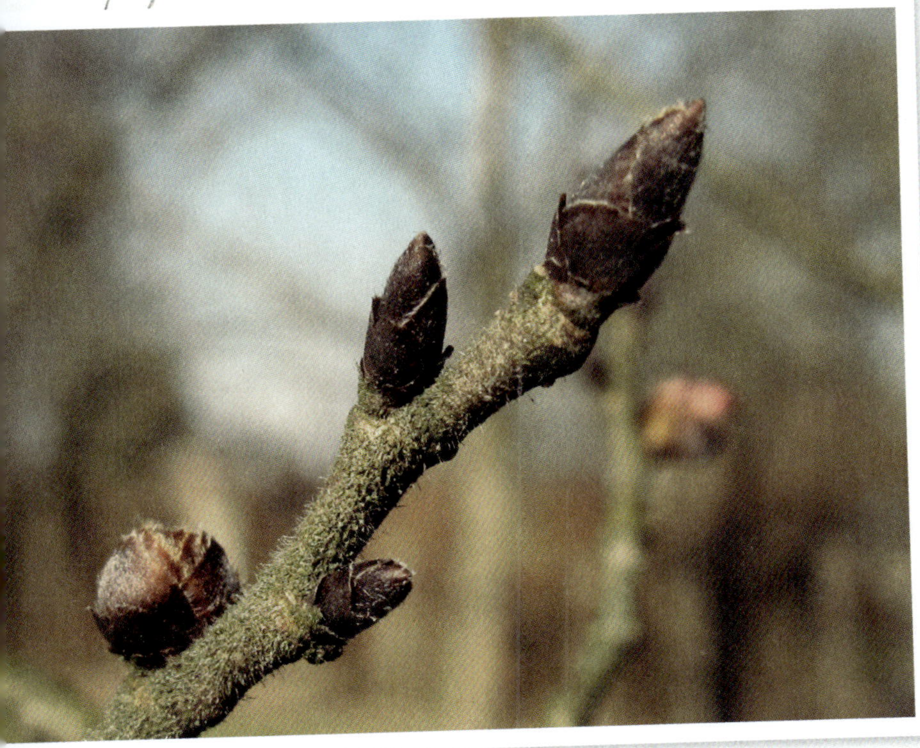

Haselstrauch (Corylus avellana)

» Die Äste des Haselstrauchs werden als Wünschelruten genutzt. Ihre Biegsamkeit weist auf seine Heilkräfte hin: Er fördert die Elastizität von organspezifischem Gewebe.

Knospen

Die Endknospen sind breit-eiförmig und vorne abgerundet, die Seitenknospen hingegen eher schmal-eiförmig, zugespitzt und vom Zweig abstehend. Die Knospenschuppen mit weiß behaarten Rändern sind auf der Sonnenseite rot-braun, auf der Schattenseite grün. Dreispurige Blattnarben. Weibliche Knospen zeigen an der Spitze ein rotes Narbenbüschel.

Wirkungen und Indikationen

Am besten wirkt der Haselstrauch auf die Atemwege. Seine entzündungshemmende Wirkung entfaltet sich vor allem bei Bronchitis und er kann die Entwicklung einer Lungenentzündung verhindern. Erfahrene Gemmotherapeuten setzen den Haselstrauch sogar bei fortgeschrittenen Lungenerkrankungen ein, wie beispielsweise der COPD, der chronisch-obstruktiven Lungenerkrankung, bei der die dauerhaft entzündeten Atemwege vermehrt Schleim bilden und das Ausatmen enorm erschweren.

Und der Haselstrauch kann noch mehr. Er lindert Nervenschmerzen (Neuralgien) wie Hexenschuss, Ischias- oder Trigeminusschmerz. Zudem regt das Mittel die Bildung roter Blutkörperchen an und ist daher empfehlenswert bei Blutarmut (Anämie).

Tipp: Bei Nervenschmerzen wie Ischias oder Bandscheibenproblemen ist es sinnvoll, die innerliche Einnahme des Haselnuss-Gemmomittels mit dem äußerlichen Einreiben von Johanniskrautöl (Rotöl) zu kombinieren.

Bronchitis

Blutarmut

Nerven-
schmerzen

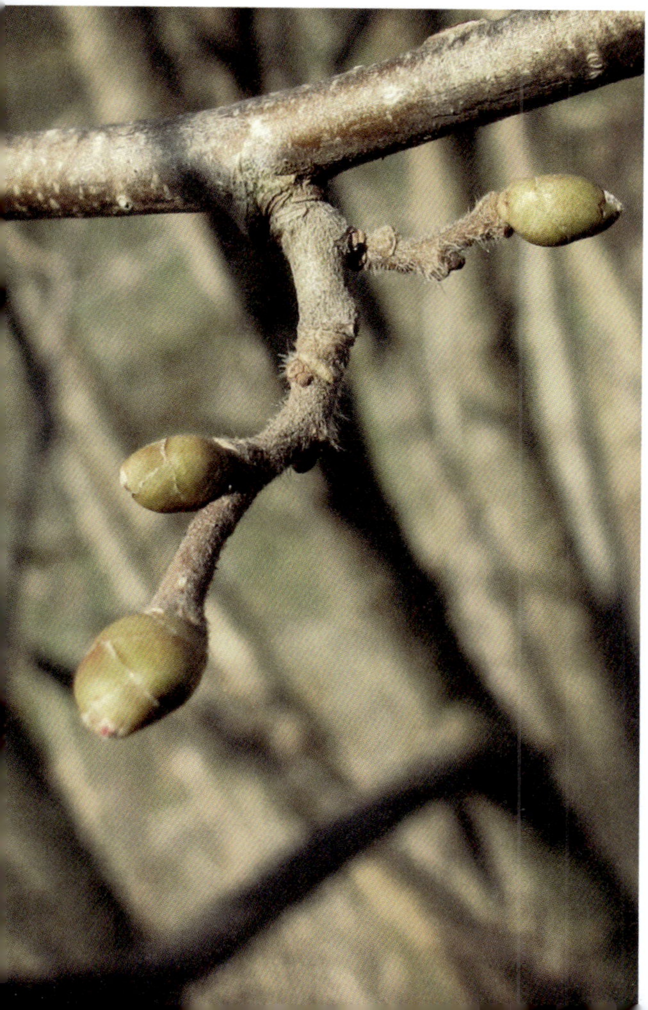

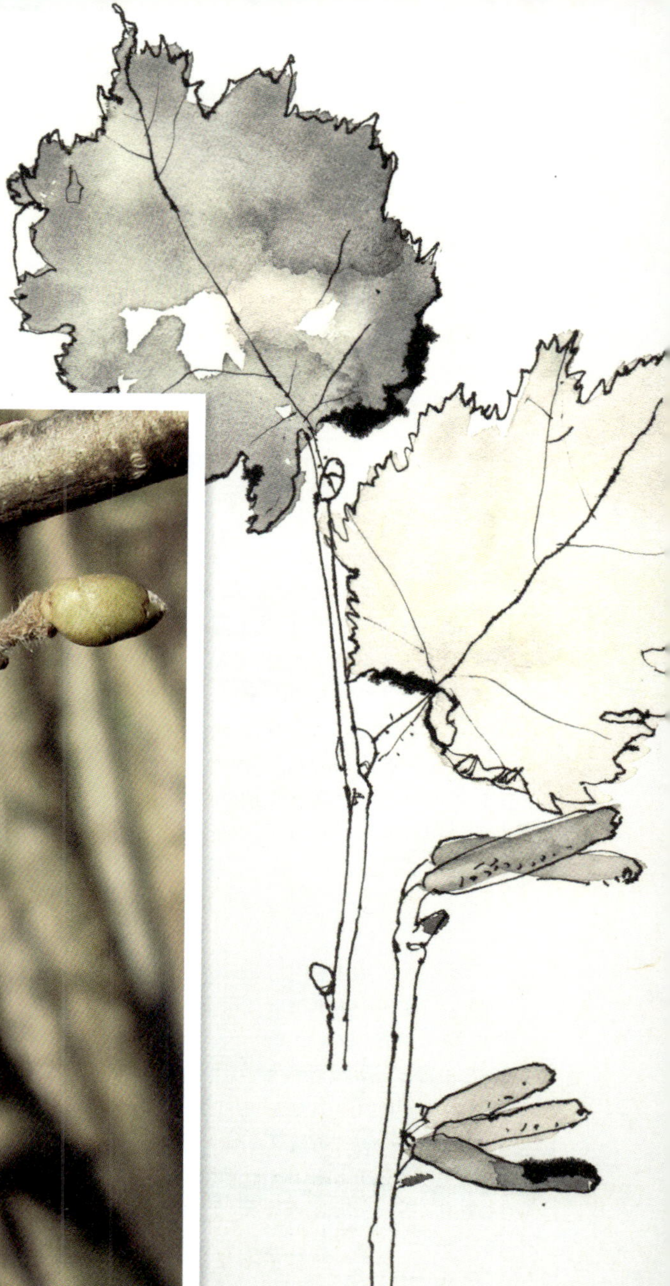

Heckenrose (Rosa canina)

» Sie gilt als Symbol für Liebe und Lebensfreude. Dennoch ist sie mit ihren zarten Blüten sehr widerstandsfähig. Ihre Früchte, die Hagebutten, sind reich an Vitamin C.

Knospen

Von den Heckenrosen werden nicht die Blütenknospen gesammelt, sondern die Triebknospen, aus denen dann die Blätter entstehen. Diese Knospen sind spitz-eiförmig und vom Zweig abstehend. Die rötlich-grünen Knospenschuppen sind stark zugespitzt und gegen die Spitze immer stärker ins Grün überlaufend. Sie haben einen dunklen Saumrand. Keine Leitbündel.

Wirkungen und Indikationen

Die wichtigste Wirkung der Heckenrose ist ihre entzündungshemmende Kraft, sowohl in akuten wie in chronischen Fällen. Sie wird insbesondere bei viralen Erkältungskrankheiten, wie Halsschmerzen und Schnupfen, eingesetzt. Bei Kindern wirkt sie besonders gut. Ihre Eigenschaft, das Immunsystem sanft zu stimulieren, ist dabei mehr als nützlich. Sie ist zudem schmerzlindernd und wird daher gerne bei Kopfschmerzen und Migräne – oft zusammen mit der Schwarzen Johannisbeere – eingesetzt. Ähnlich wie die Hagebutte in der Phytotherapie wird die Heckenrose in der Gemmotherapie bei entzündlich-rheumatischen Beschwerden und arthrotischen Veränderungen der Gelenke verwendet. Bei Lippenherpes und Gürtelrose ist die Heckenrose mit ihrer antiviralen Wirkung das Mittel der Wahl.

Tipp: Für Kinder, die ständig mit einer Triefnase herumlaufen oder eine Erkältung nach der anderen haben, ist die Heckenrose das richtige Heilmittel. Eine Kur über 4–6 Wochen mit der Dosierung von 1- bis 2-mal täglich 2 Sprühstößen Heckenrose wird das angeschlagene Immunsystem wieder aufbauen.

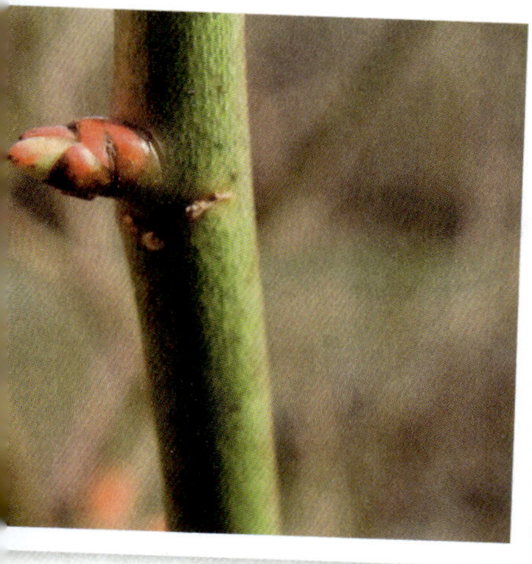

Erkältungsmittel (für Kinder)
Halsschmerzen
schmerzlindernd bei Migräne
Mittel Nr. 1 gegen Virenerkrankungen

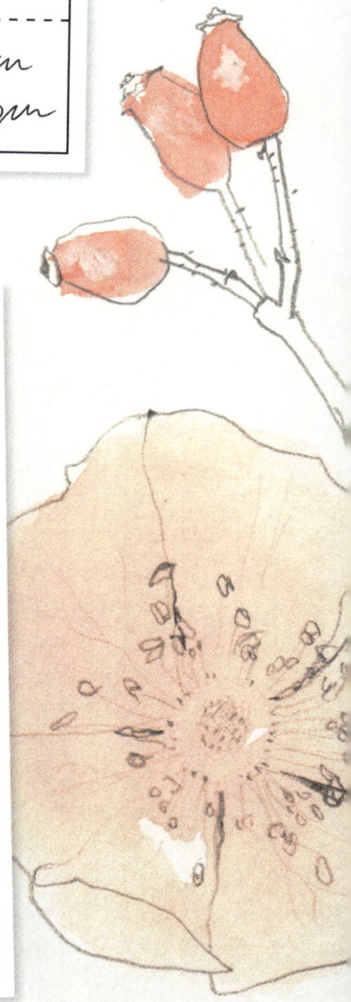

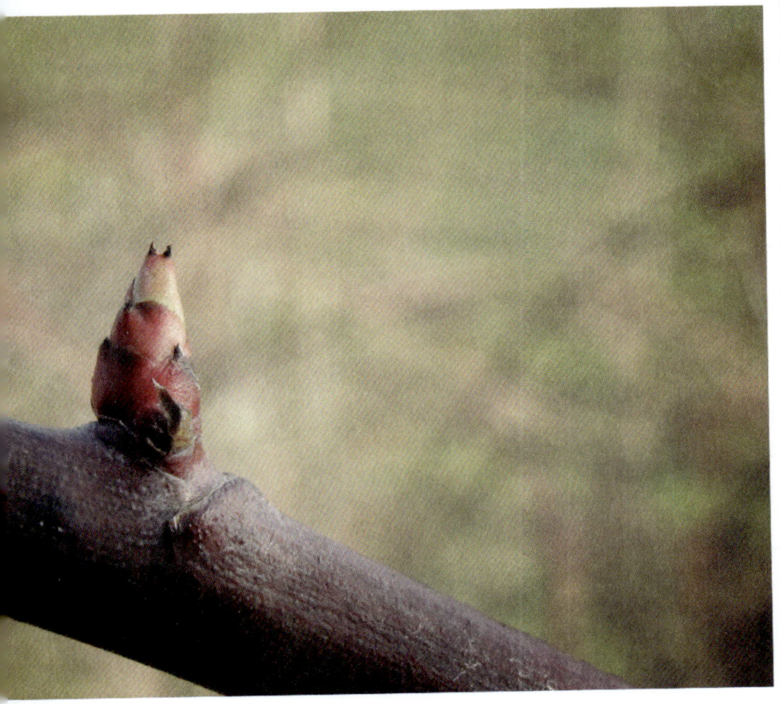

Himbeere (Rubus idaeus)

» Die rote Farbe der Beeren erinnert an Blut, die Form an die Gebärmutter. Und tatsächlich, Rubus idaeus ist eines der wichtigsten Heilmittel bei Frauenbeschwerden.

Knospen

Himbeerknospen sind schmal- bis spitz-eiförmig. Die Knospenschuppen sind braun-rot, meist gekielt. Blattnarben gibt es keine.

Wirkungen und Indikationen

Die Himbeere ist das Heilmittel in der Frauenheilkunde. Sie harmonisiert das weibliche Hormonsystem, indem sie regulierend auf die Eierstöcke wirkt und so die Produktion von Östrogen und Progesteron harmonisiert. Die Himbeere hilft bei sämtlichen Menstruationsbeschwerden, seien es schmerzhafte, zu schwache, zu lang andauernde oder zu starke Regelblutungen. Wenn die Blutung ganz ausbleibt, zum Beispiel bei jungen Mädchen mit zu später körperlicher Entwicklung kann die Himbeere die erste Blutung (Menarche) auslösen.

Genauso hilfreich ist die Himbeere als Gemmomittel, wenn Frauen lange hormonell verhütet haben und sich nach dem Absetzen der Pille der normale Zyklus nicht wieder einstellt.

Viele Frauen leiden unter dem sogenannten prämenstruellen Syndrom (PMS). Sie klagen über Brustspannen, Wassereinlagerungen im Gewebe, Kopfschmerzen oder Gereiztheit in den Tagen vor der Regelblutung. Hier können einige Sprühstöße Himbeere Linderung verschaffen.

Tipp: Die Himbeere gehört zu den schnell wirkenden Mitteln. Deshalb eignet sie sich besonders zur Behandlung von akuten Beschwerden wie PMS oder Regelschmerzen. Hier braucht es alle 30 Min. 3 Sprühstöße (bis Linderung eintritt).

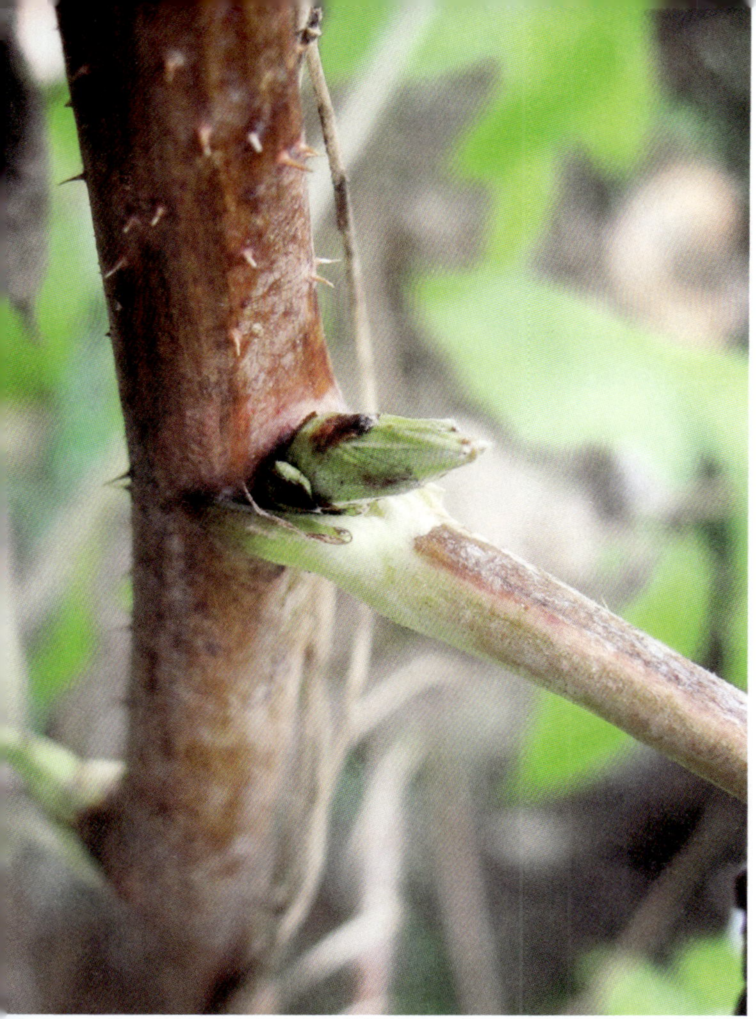

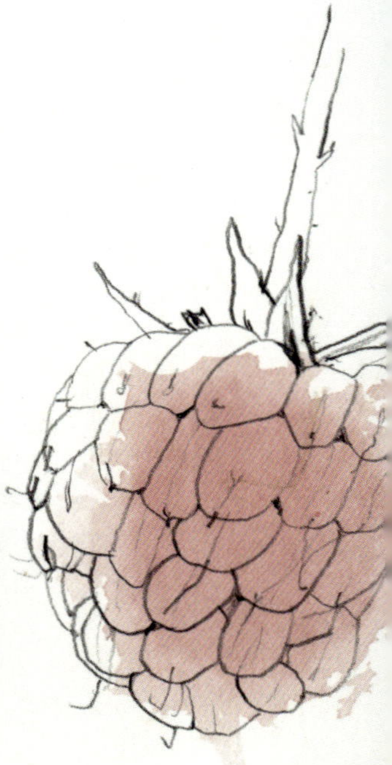

Frauenmittel

harmonisiert das weibliche Hormonsystem

Regelschmerzen

Olivenbaum (Olea europaea)

» Die knorrigen, immergrünen Bäume gedeihen in mediterranem Klima und werden sehr alt. Ihren Früchten geben sie viele gesunde, lebensverlängernde Inhaltsstoffe mit.

Knospen

Für das Gemmopräparat werden die Triebspitzen mit ihren vordersten frischen, hellgrünen Blättern und den kleinen, gelb-grünen Blütenknospen verwendet. Diese sind end- oder seitenständig, in rispigen Blütenständen mit bis zu 40 Knospen angeordnet. Als »Knospenschuppen« dienen der Blütenknospe ihre vier Kelchblätter.

Wirkungen und Indikationen

Der Olivenbaum ist das wichtigste Mittel für das sogenannte metabolische Syndrom, eine Erkrankung, an der heute viele Menschen leiden und die meist im fortgeschrittenen Alter auftritt. Auslöser ist ein zu üppiger Lebenswandel bei zu wenig Bewegung. Zum Metabolischen Syndrom gehören Übergewicht, Bluthochdruck, zu hohes Cholesterin und Blutfette sowie Diabetes mellitus Typ II, der sogenannte Altersdiabetes. Olivenbaum als Gemmomittel ist jedoch auch geeignet, wenn nur einzelne der aufgezählten Beschwerden vorkommen. Häufig kommt es bereits im Anfangsstadium der Erkrankung zu Durchblutungsstörungen, die sich zu einer Arteriosklerose entwickeln können. Der Olivenbaum hemmt nicht nur die Ablagerungen an den Blutgefäßwänden, sondern fördert auch die Durchblutung im Gehirn. Dies hilft besonders bei andauernder Müdigkeit und Konzentrationsstörungen.

Tipp: Durch den leicht blutverdünnenden Effekt des Olivenbaums kann das Gemmomittel auch bei Thromboseneigung, arteriellen Durchblutungsstörungen und koronarer Herzkrankheit unterstützend eingesetzt werden. Hier empfiehlt sich eine Langzeitmedikation.

Fettstoffwechsel-störungen

Altersdiabetes

Durchblutungs-störungen

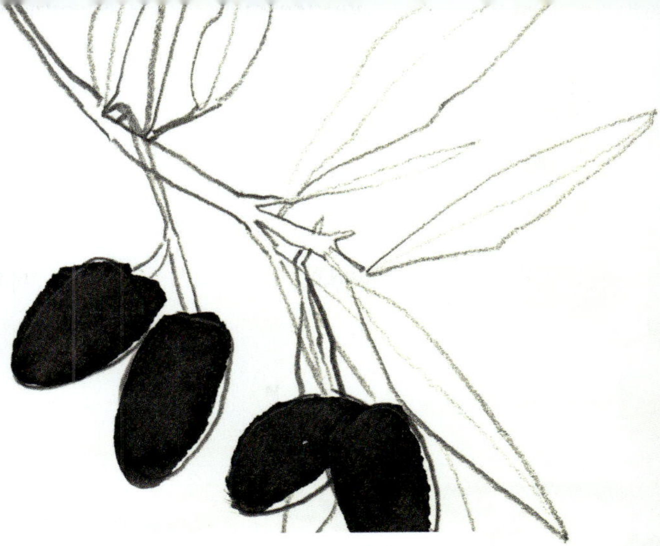

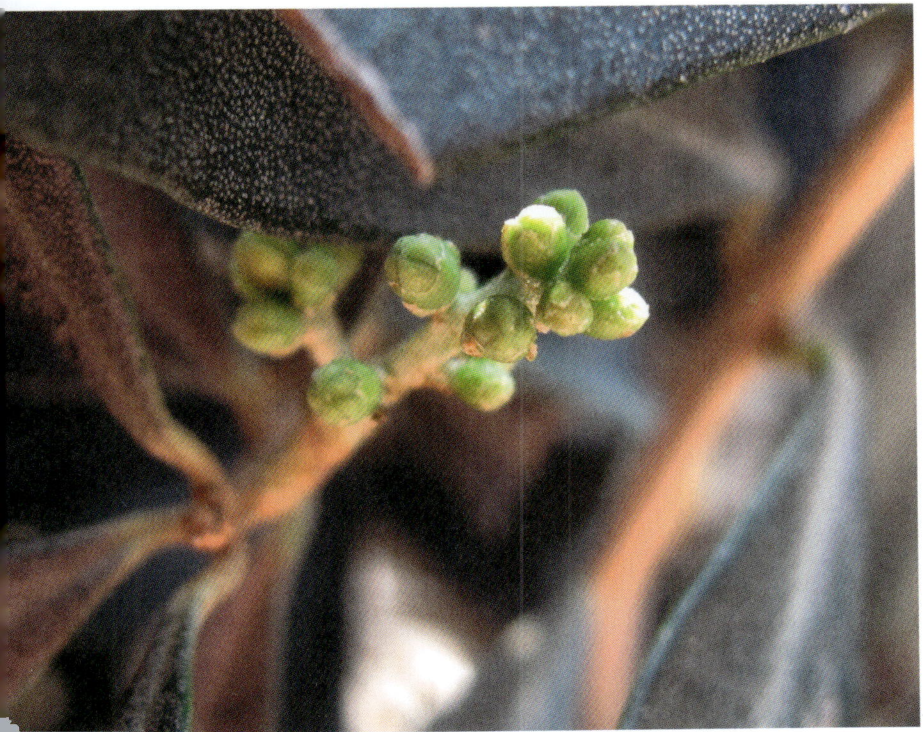

Preiselbeere (Vaccinium vitis-idaea)

» Ursprünglich stammt der Strauch aus Nordamerika. Dank seiner desinfizierenden Wirkung kurierte man schon in alten Zeiten mit seinen Früchten und Blättern bakterielle Infektionen.

Knospen

Beim Preiselbeerstrauch sind nur Endknospen vorhanden. Diese sind umgekehrt pyramidenförmig. Statt Knospenschuppen gibt es kleine, aneinander liegende Blätter, die am Rand bewimpert sind.

Wirkungen und Indikationen

Wie in der Naturheilkunde wird der Preiselbeerstrauch auch in der Gemmotherapie häufig als antibakterielles, krampflösendes Mittel bei (immer wieder auftretenden) Blasenentzündungen eingesetzt. Da die Preiselbeere kristalline Ausfällungen im Urin hemmt, kann man mit diesem Mittel zudem Nierengrieß vorbeugen. Sehr wirkungsvoll ist der Preiselbeerstrauch bei Erkrankungen des Darms. Dazu zählen Störungen der Darmmotorik, Darmkrämpfe (z. B. spastisches Kolon), Durchfall und Verstopfung im Wechsel. Auch bei chronischer Verstopfung – gerade bei älteren Patienten – oder bei Durchfall nach der Einnahme von Antibiotika hilft der Preiselbeerstrauch zuverlässig. Besonders bewährt hat sich das Mittel im Klimakterium. Mit seiner östrogenartigen Wirkung hilft es bei störenden Hitzewallungen. Und durch seine Fähigkeit, die Kalziumaufnahme im Darm zu verbessern, beugt es gleichzeitig der Entwicklung einer Osteoporose in der Menopause vor.

Tipp: Bei Wechseljahrbeschwerden, die zusammen mit einer Schilddrüsenüberfunktion auftreten, hat sich die Kombination mit Rotem Hartriegel sehr bewährt.

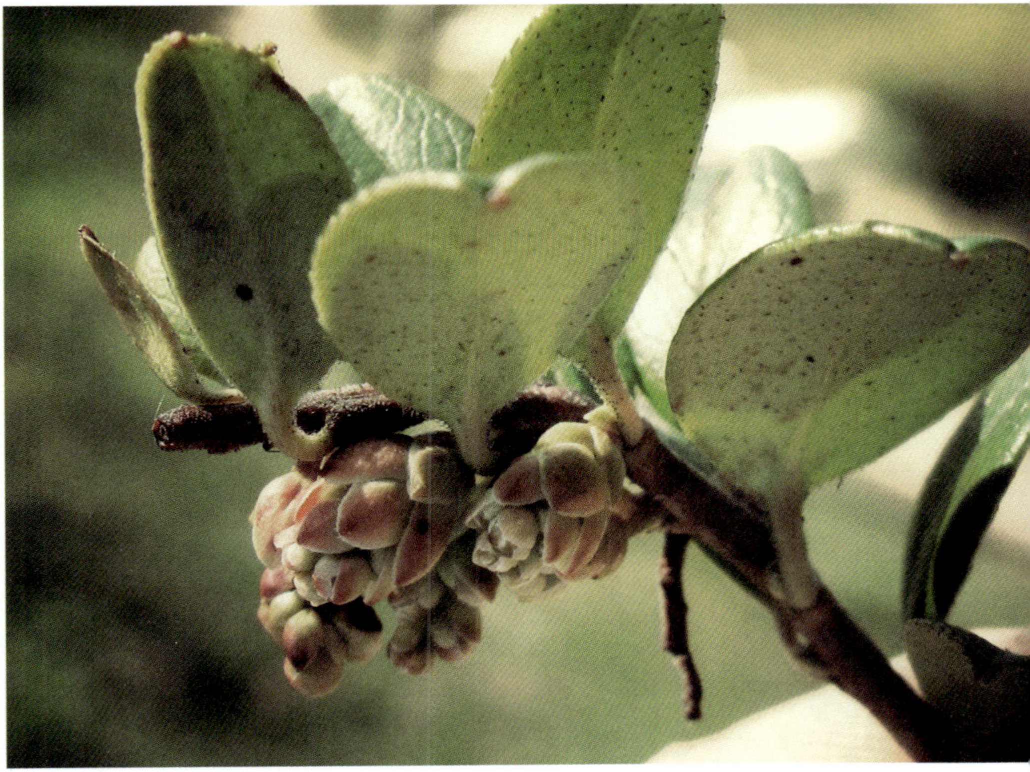

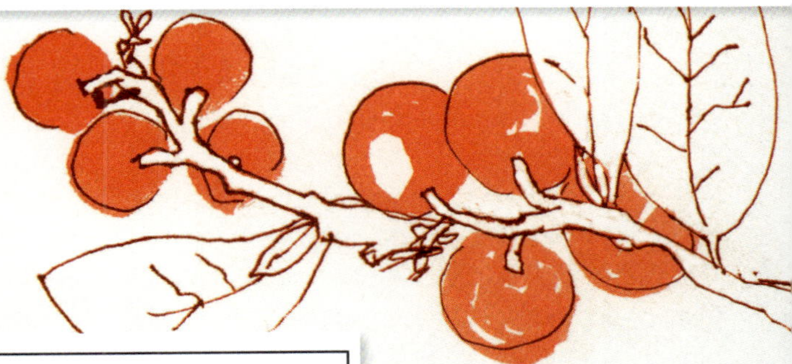

chronische Blasenentzündungen

Darmstörungen

Hitzewallungen im Klimakterium

Riesenmammutbaum (Sequoiadendron giganteum)

» Der Riese unter den Bäumen stammt ursprünglich aus Nordamerika, wächst aber seit dem 19. Jahrhundert auch in Mitteleuropa. Er kann 120 m hoch und viele 1000 Jahre alt werden.

Knospen

Vom Mammutbaum werden statt der Knospen die jungen, blau-grünen Triebe verwendet. Deren Schuppenblätter, die eher Nadeln gleichen, sind schmal und spitz. Sie sind spiralförmig um den Zweig angeordnet. Geerntet werden nur die vordersten, etwas helleren Triebabschnitte.

Wirkungen und Indikationen

Der Mammutbaum ist in erster Linie ein Mittel für den Mann. Er gilt als Tonikum. Er hilft bei sexueller Unlust und Potenzschwäche, da er die Sekretion der männlichen Geschlechtsdrüsen und die Spermienbildung anregt. Gerade bei Kinderwunsch in Verbindung mit ungenügender Spermienqualität ist eine Kur über einige Wochen zu empfehlen. Mammutbaum lindert zudem zuverlässig die auftretenden Beschwerden einer gutartigen Prostatavergrößerung. Lassen Sie solche Beschwerden immer auch medizinisch abklären, um ein Tumorgeschehen auszuschließen! Ansonsten ist der Mammutbaum ein wirksames Mittel bei Osteoporose, da er die knochenaufbauenden Zellen (Osteoblasten) anregt. Diese Eigenschaft ist auch für die rasche Ausheilung bei Knochenbrüchen verantwortlich. Zudem hält er die Bänder und Sehnen geschmeidig.

Tipp: Das Mammutbaummittel ist derart aktivierend, dass es abends nicht angewendet werden sollte. Ansonsten ist mit Problemen beim Einschlafen zu rechnen.

sexuelles Tonikum für den Mann

Kinderwunsch

Prostatamittel

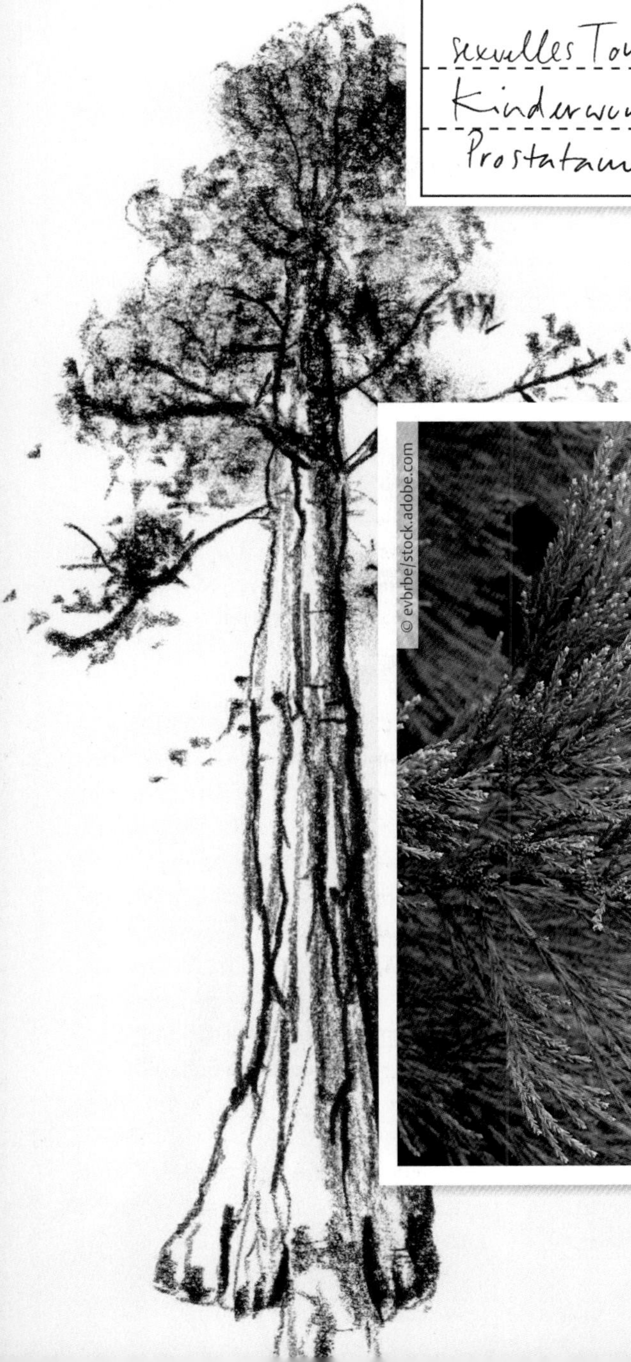

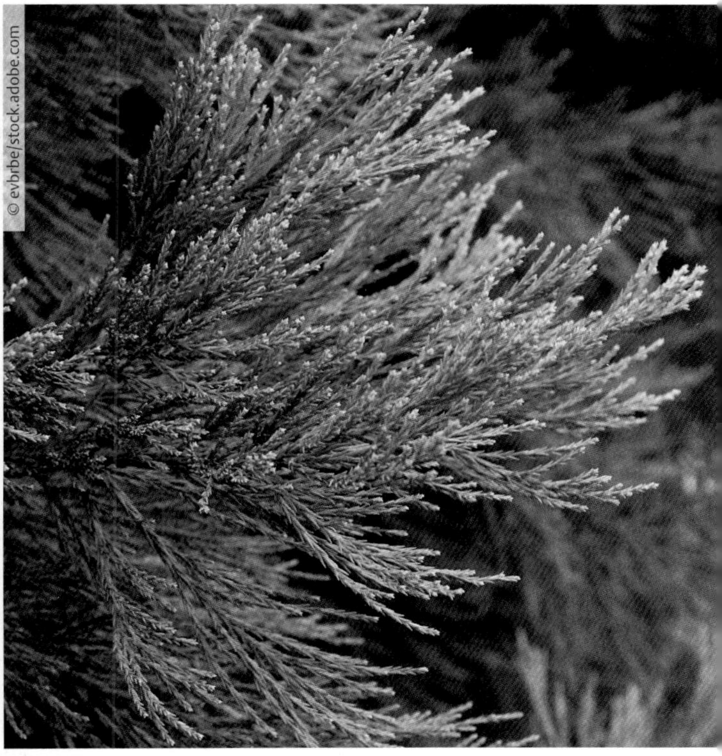

Rosmarin (Rosmarinus officinalis)

» Der Rosmarin als wärmeliebende Mittelmeerpflanze zeigt seine Kraft mit aromatischem Duft und nadelartigen, ledrigen Blättern, die ihn vor zu starker Verdunstung schützen.

Knospen

Vom Rosmarin verwendet man die frischen, noch nicht verholzten Triebspitzen, wenn möglich zusammen mit Blütenknospen.

Wirkungen und Indikationen

Der Rosmarin wärmt mit seiner verinnerlichten Sonnenenergie alles, was »kalt« ist. Er ist das Mittel gegen kalte Hände und Füße. Zudem bringt er den Kreislauf wieder in Schwung und wird gerne bei zu niedrigem Blutdruck eingesetzt.

Rosmarin ist außerdem ein bewährtes Mittel bei Verdauungsstörungen. Er lindert Völlegefühl, Blähungen, Übelkeit und Erbrechen sowie Magen-Darm-Krämpfe. Seine wärmenden Eigenschaften stärken die Funktion von Magen, Galle und Leber. Er regt die Verdauung und die Gallenproduktion an, entgiftet und kann zu hohe Cholesterin- und Blutfettwerte senken. Dadurch schützt Rosmarin langfristig vor Ablagerungen an den Blutgefäßwänden – der Arteriosklerose.

Die herausragende Eigenschaft von Rosmarinknospen ist die schützende und regenerierende Wirkung auf Leberzellen. Sie werden immer eingesetzt, wenn die Leber Unterstützung braucht. Sei es, wenn sie von zu viel Alkohol oder Medikamenten überbeansprucht wird. Sogar bei einer Chemotherapie kann der Rosmarin die Leber unterstützen, indem man ihn in den Pausen zwischen den einzelnen Behandlungen einsetzt.

Tipp: Die kreislaufanregende Wirkung macht wach. Daher den Rosmarin nicht auf die Nacht hin verwenden.

innerlich erwärmend

regt den Kreislauf an

schützt die Leberzellen

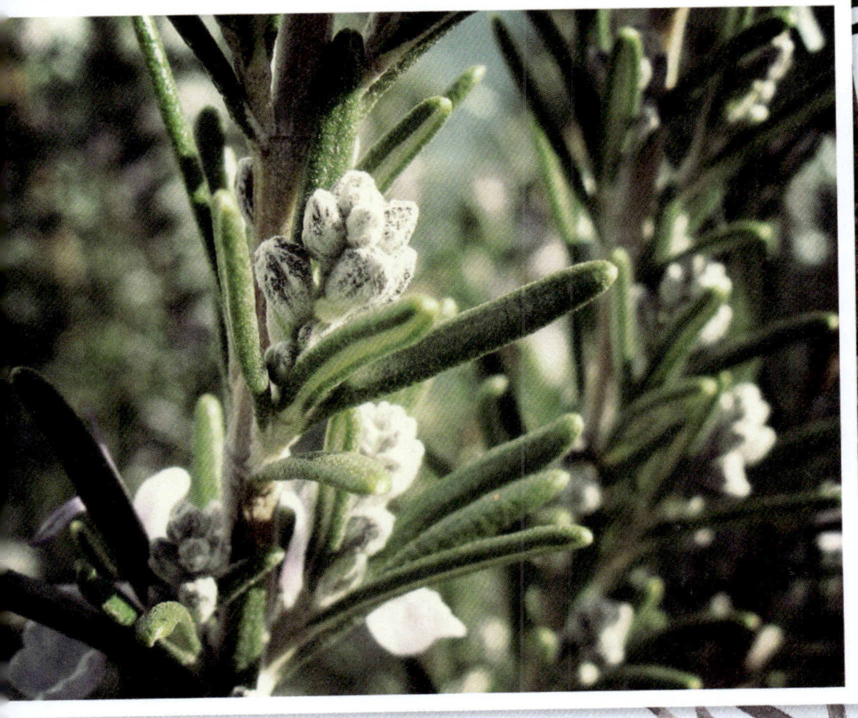

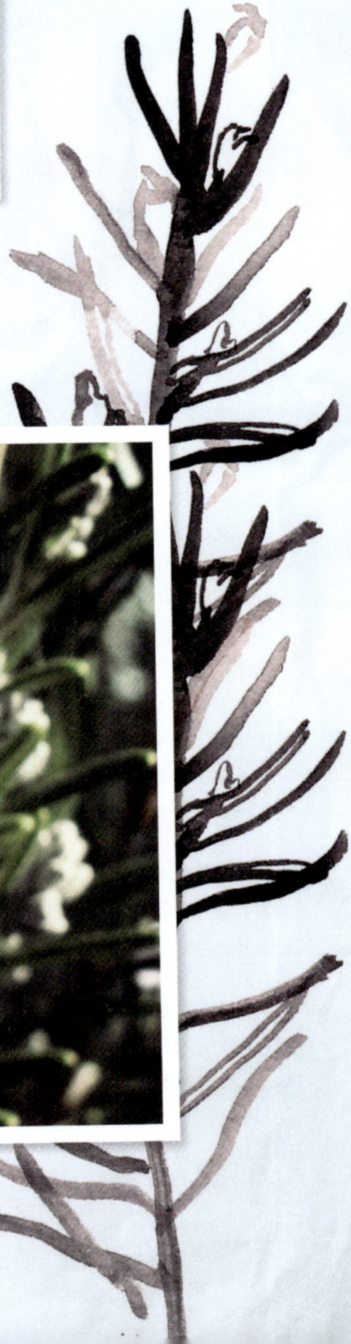

Rosskastanie (Aesculus hippocastanum)

» Die Rosskastanie mit ihren großen, fünffingrigen Blättern ist ein beliebter Baum. Nicht umsonst steht sie oft mitten auf Dorfplätzen oder als Schattenspender in Biergärten.

Knospen

Die Kastanie hat große, rot-braune Knospen. Die Endknospen sind breitkegelförmig und größer als die Seitenknospen. Diese sind spitz-eiförmig, können am Zweig anliegen oder vom Zweig abstehen. Die kahlen Knospenschuppen sind braun glänzend und haben einen dunklen Saum. Sie sind von stark klebrigem Knospenleim überzogen. Vielspurige Blattnarben.

Wirkungen und Indikationen

Die Rosskastanie ist bei vielen Beschwerden des Venensystems das Mittel der Wahl. Da sie entzündungshemmend und gleichzeitig abschwellend wirkt, ist sie ein ideales Tonikum für die Venenwände. Sie hilft bei schweren, geschwollenen Beinen, bei Krampfadern (Varizen) und Hämorrhoiden. Auch bei der chronischen-venösen Insuffizienz (CVI) und deren Folgen, dem »offenen Bein« (Ulcus cruris), wird Rosskastanie eingesetzt.

Da sie die Brüchigkeit der kleinsten Blutgefäße (Kapillaren) vermindert, unterstützt sie die Behandlung von Besenreisern an den Beinen und erweiterten Blutgefäßen im Gesicht (Couperose). Da die Beschwerden zu den chronischen Erkrankungen zählen, empfiehlt sich eine Anwendung über einen längeren Zeitraum.

Tipp: Auf langen Flugreisen oder wenn Sie lange stehen oder sitzen müssen, kann die Rosskastanie geschwollenen Knöcheln und Beinen vorbeugen. Dazu bereits zwei bis drei Tage vorher 2- bis 3-mal täglich 3 Sprühstöße des Gemmomittels einnehmen.

Venentonikum

Besenreiser und Krampfadern

schwere, geschwollene Beine

Hämorrhoiden

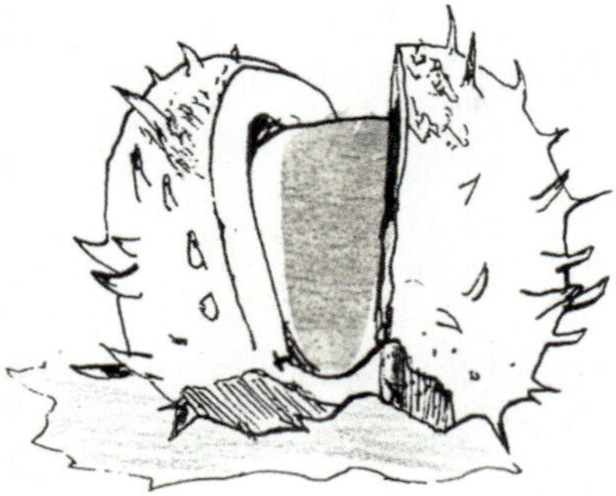

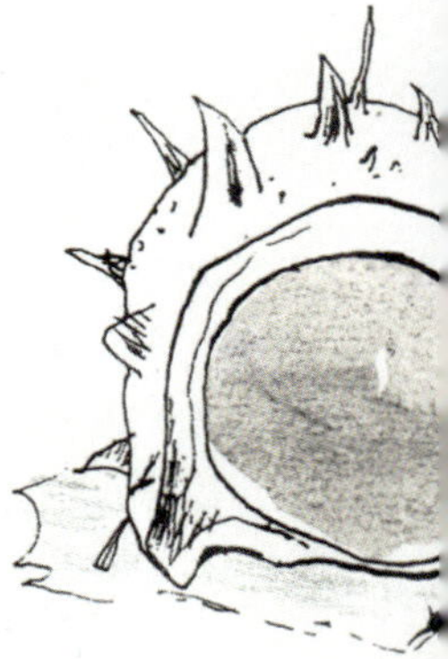

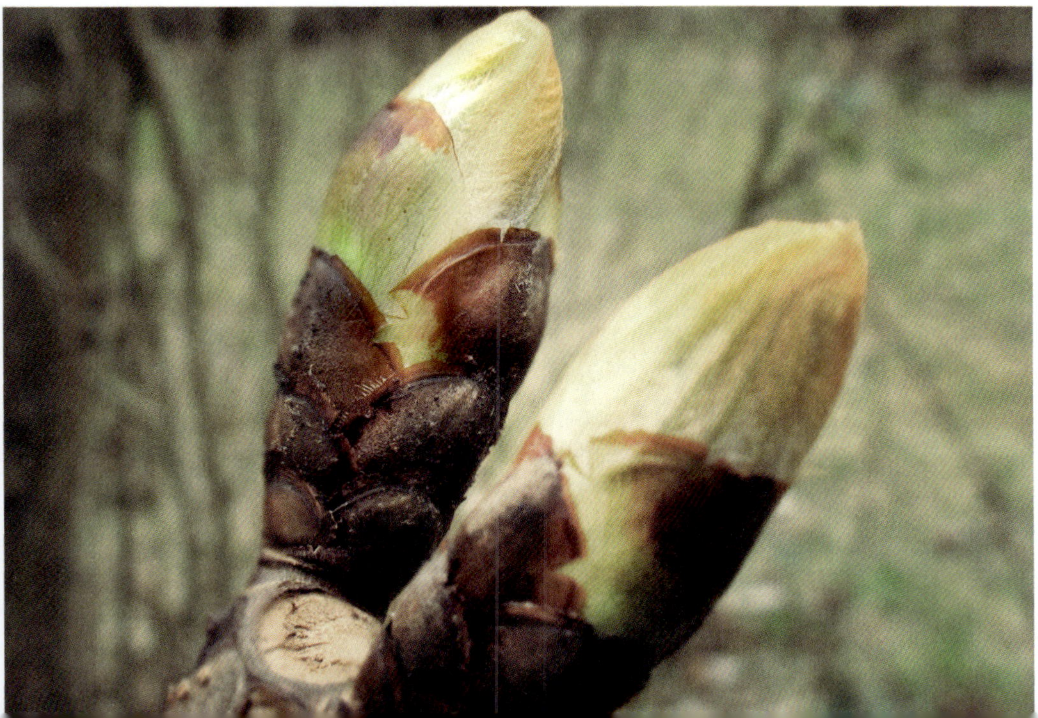

Roter Hartriegel (Cornus sanguinea)

» Roter Hartriegel ist ein Strauch, der im Frühjahr wunderschöne weiße Blüten trägt. Im Spätsommer und Herbst färben sich seine Blätter und Äste blutrot.

Knospen

Hartriegelknospen haben eine lanzettliche Form. Die Endknospen sind vielzipflig und deutlich größer als die Seitenknospen. Diese liegen eng am Ast an. Die Knospenschuppen sind braun behaart. Dreispurige Blattnarben.

Wirkungen und Indikationen

Die meisten kennen den Roten Hartriegel als Zierpflanze. In seiner herbstlichen Rotfärbung sehen Naturheilkundige eine Verbindung zum Blutsystem. In der Gemmotherapie wird er als Mittel bei Erkrankungen des Herzens und vor allem der Blutgefäße eingesetzt. Er gilt als geeignetes Mittel zur Vorbeugung von Herzinfarkt und er verbessert den Blutfluss in den Blutgefäßen, besonders in den Herzkranzgefäßen. Deshalb wird Roter Hartriegel gern bei Arteriosklerose verwendet. Gleichzeitig steigert er die Durchblutung in den Extremitäten und hilft bei kalten Füßen und Händen. Auch bei einer Schilddrüsenüberfunktion kann der Rote Hartriegel die Beschwerden lindern, indem er regulierend auf die Schilddrüse wirkt. Bewährt hat sich eine Therapie über zwei bis drei Monate mit 1–2 Sprühstößen täglich im Wechsel mit dem Wolligen Schneeball.

Tipp: Raucher sollten 2- bis 3-mal jährlich eine vierwöchige Kur mit Rotem Hartriegel (am besten in Kombination mit Brombeere) machen, um die Durchblutung der Gefäße zu verbessern. Bei Herzerkrankungen empfiehlt sich eine Therapie mit Rotem Hartriegel und Weißdorn.

Herz (erkrankungen)

Arteriosklerose

Schilddrüsen-überfunktion

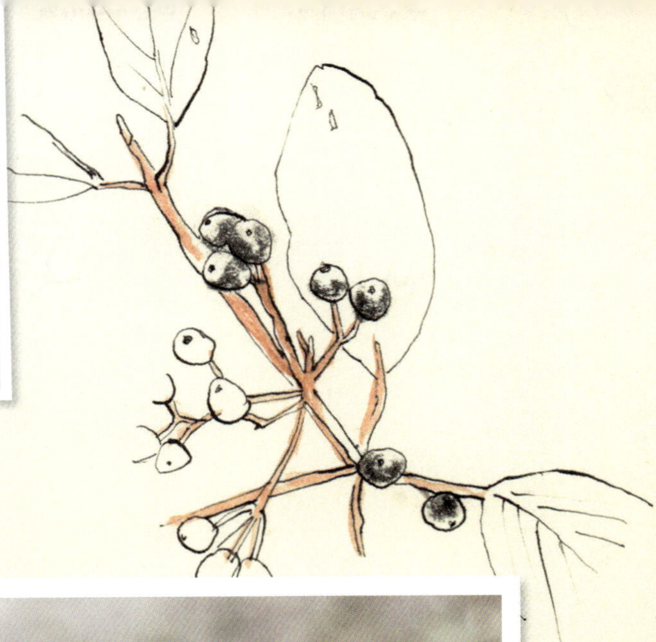

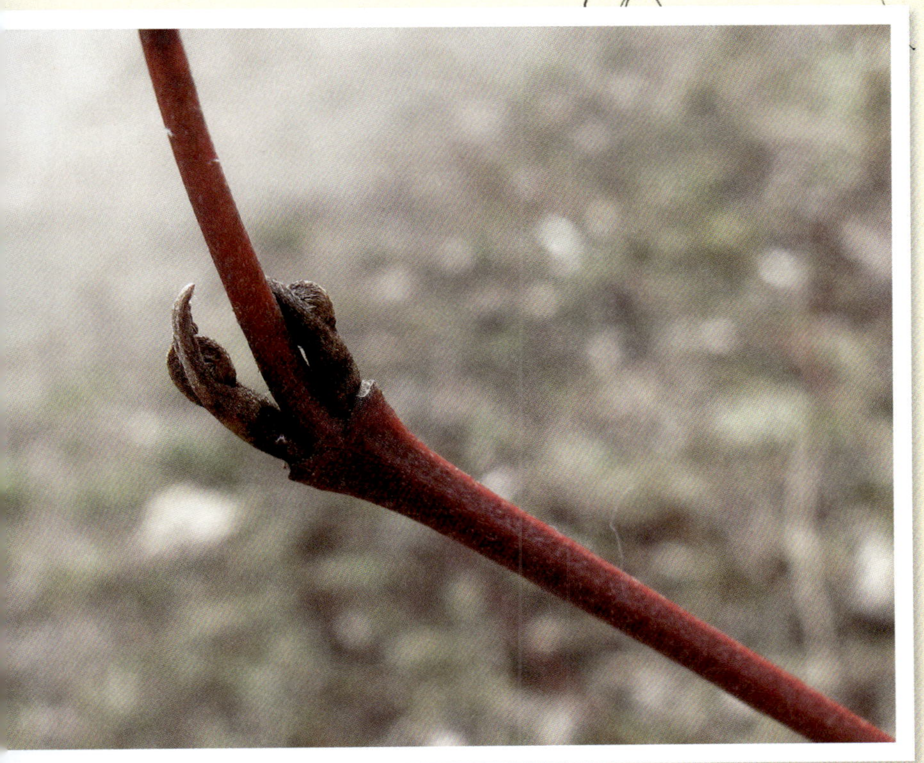

Schwarze Johannisbeere (Ribes nigrum)

» Schwarze Johannisbeeren strotzen geradezu vor Kraft. Sie enthalten eine große Menge an Vitamin C und mit dem Cassis-Aroma werden sogar Parfums aromatisiert.

Knospen

Endknospen am Triebende gehäuft, spitz-eiförmig, leicht größer als die Seitenknospen. Diese sind vom Zweig abstehend. Knospenschuppen rötlich- bis dunkelbraun, meist mit grüner Spitze, oft gekielt, mit weiß bewimpertem Rand. Dreispurige Blattnarben.

Geschichte der Schwarzen Johannisbeere als Heilmittel

Schon im 12. Jahrhundert wurde die Schwarze Johannisbeere bei Hildegard von Bingen beschrieben. Bereits damals galt Ribes nigrum als Arznei, die die Wirkung vieler anderer Mittel unterstützt.

Später, im 18. Jahrhundert, findet man die Schwarze Johannisbeere vor allem in französischen Schriften immer wieder als wichtiges Heilmittel erwähnt. Damals wurden nicht nur die Knospen verwendet, sondern auch die jungen Asttriebe. Das Mittel wurde bei verschiedensten Beschwerden eingesetzt, z. B. bei Fieber, Gelbsucht oder Melancholie.

Wirkungen und Indikationen

Wenn es um entzündliche Prozesse geht, ist Ribes nigrum das Mittel Nr. 1! Außerdem gilt die Schwarze Johannisbeere als Adaptogen, d. h. sie hilft dem Körper, sich an Stresssituationen anzupassen. Das gilt sowohl für den typischen Alltagsstress, aber vor allem auch für den Stress, den unser Immunsystem hat, wenn Krankheitserreger eindringen und abgewehrt werden müssen.

Da die Schwarze Johannisbeere die Hormonproduktion in der Hypophyse und den Nebennieren harmonisiert,

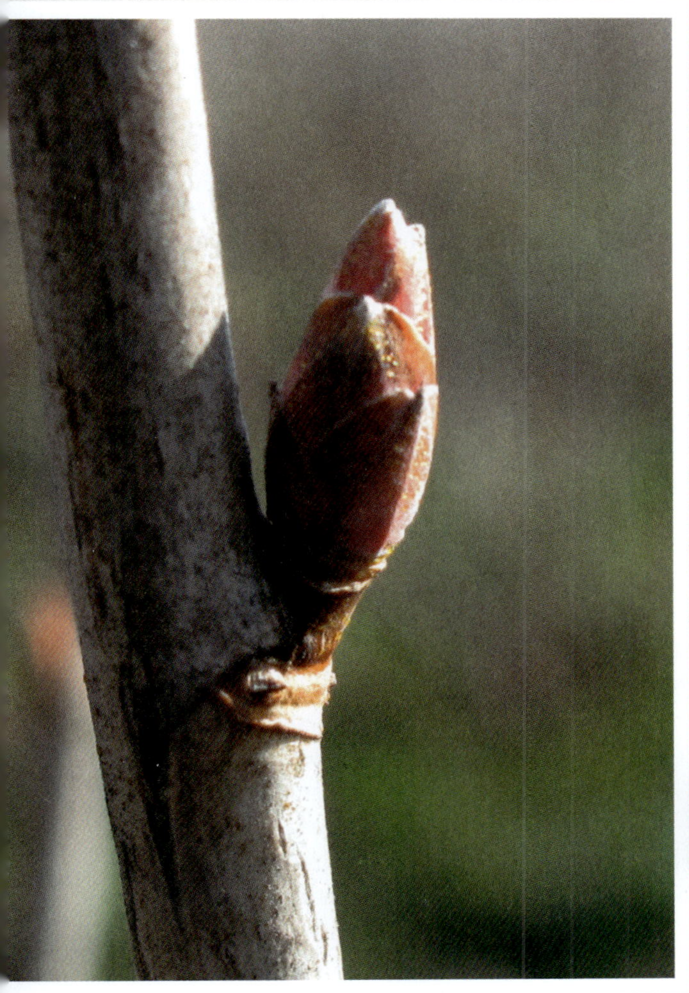

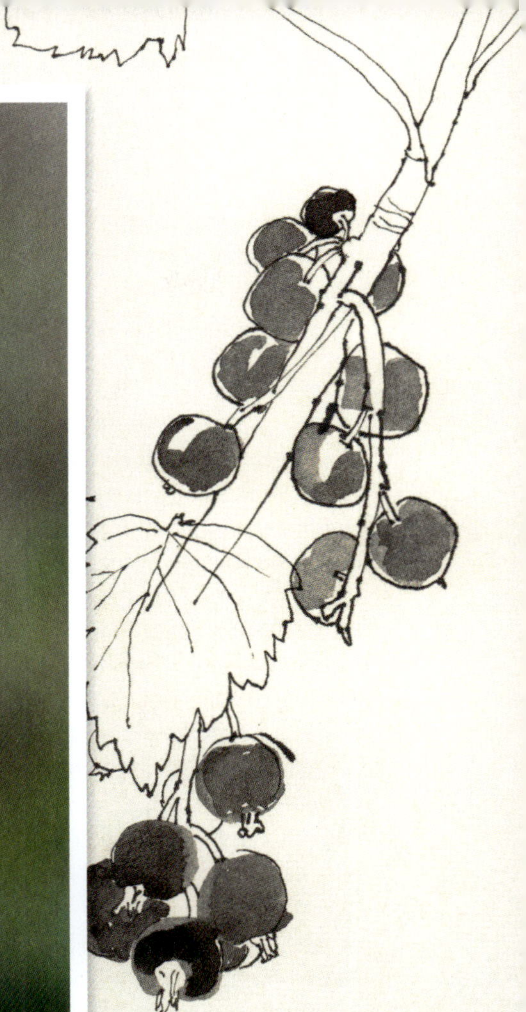

Erkältungsmittel

Allergien, Heuschnupfen

rheumatische Schmerzen

kann sie den Stoffwechsel und das Immunsystem positiv beeinflussen. Das erklärt auch, warum sie die Wirkung anderer Gemmomittel unterstützt.

Immun- und Nervensystem

Ribes nigrum beeinflusst das »innere Feuer«. Sie stärkt die körpereigene Widerstandskraft und hilft so bei chronischer Schwäche und Müdigkeit.

Das Mittel wirkt außerdem antiallergisch, da es einen direkten Einfluss auf die Verfügbarkeit des körpereigenen Hormons Cortison hat. Es regt die Cortisonproduktion in der Nebennierenrinde an und verlangsamt dessen Abbau. So erhöht sich die Cortisonkonzentration im Blut.

Auch (chronische) Migräne kann das Mittel lindern, am besten in Kombination mit der Heckenrose.

Atemwege

Ribes nigrum hilft bei allen möglichen Heuschnupfen-Symptomen: geschwollenen Augen-, Nasen- und Rachenschleimhäuten, bei tränenden und juckenden Augen oder bei Atembeschwerden. Die Wirkung tritt sehr rasch ein. Ihre Vorteile gegenüber synthetisch hergestellten Antiallergika: Schwarze Johannisbeere macht nicht müde und an regnerischen Tagen kann man mit der Medikation einfach aussetzen! Eine Prophylaxe mit Ribes nigrum, also das Anwenden mehrere Wochen vor den ersten Heuschnupfen-Attacken, ist nicht notwendig, da das Mittel nicht auf die Beseitigung der Heuschnupfen-Ursache zielt. Hierfür sind die Birkenknospen besser geeignet. Dafür hilft Ribes nigrum sehr zuverlässig und schnell bei akuter Symptomatik.

Auch bei fiebrigen Erkältungskrankheiten hilft Ribes nigrum. Bronchitis, Halsschmerzen, Schnupfen und Nasennebenhöhlenentzündung werden aufgrund der entzündungshemmenden Wirkung schnell gelindert. Der frühzeitige Einsatz vermag oft den Ausbruch der Erkältung abzuwenden. Hier ist im Akutfall eine häufige Einnahme bis zu halbstündlich hilfreich.

Schwarze Johannisbeere wird auch bei der Behandlung von chronischem Asthma mit Erfolg eingesetzt. Sie wirkt entzündungshemmend auf die Schleimhäute der Atemwege und reduziert auf diese Weise die Krampfanfälligkeit. Die Kombination mit dem Wolligen Schneeball ist empfehlenswert, da er hilft, die Anfälle zu mildern, und die Muskulatur der Atemwege zu entkrampfen.

Gelenke

Ribes nigrum gehört zu den antirheumatischen Mitteln erster Ordnung. Auch hier beruht die Wirkung auf der entzündungshemmenden Kraft. Es empfiehlt sich die Kombination mit ausleitenden, entgiftenden Mitteln wie Birke oder Wacholder. Die zusätzliche Anwendung des Eschen-Knospenmittels ist dann sinnvoll, wenn sich ein akuter Entzündungsschub anmeldet und die Gelenke heiß, eventuell gerötet und dauernd schmerzhaft sind. Die Kombination mit schulmedizinischen Rheuma- und Schmerzmitteln ist problemlos möglich.

Haut

Im Bereich der Haut wirkt Ribes nigrum ebenfalls dann, wenn eine Entzündung im Spiel ist. Dazu gehören allergische Hautreaktionen, entzündliche Ekzeme und Hautausschläge sowie Insektenstiche und deren Folgen.

Tipp: Ich kann nur empfehlen, das Mittel stets griffbereit zu haben. Ich habe es immer dabei und war schon sehr oft froh darüber. Wenn sich eine Erkältung ankündigt, bei geringsten Anzeichen erhöhter Körpertemperatur, bei beginnenden Halsschmerzen, ständig laufender Nase oder auch, wenn meine Stimmbänder durch das viele Sprechen während eines Seminars zu sehr beansprucht werden – nie hat mich das Knospenmittel aus der Schwarzen Johannisbeere im Stich gelassen!

Schwarzerle (Alnus glutinosa)

» Erlen gedeihen häufig an feuchten Standorten wie Flussufern oder Mooren. Deshalb hilft das Mittel vor allem bei Erkältungen, die durch Feuchtigkeit und Kälte entstanden sind.

Knospen

Erlenknospen sind schmal und verkehrt-eiförmig. Die Seitenknospen sind gestielt und stehen meist vom Zweig ab. Es gibt zwei kahle, braun-rote bis braun-violette Knospenschuppen, die durch Wachsausscheidungen grau punktiert und manchmal klebrig sind. Blattnarben dreispurig.

Wirkungen und Indikationen

Die Schwarzerle wirkt entzündungshemmend und antibakteriell. Sie wird daher vor allem bei Erkältungskrankheiten eingesetzt, die durch Kälte und Nässe hervorgerufen und oft von zusätzlichen bakteriellen Infektionen begleitet werden. Dazu gehören Fieber und Grippe sowie sämtliche eitrige Erkrankungen von Hals, Nase und Ohren wie Halsschmerzen, Husten, Schnupfen, Nasennebenhöhlen- und Ohrenentzündungen. Bakterielle Hauterkrankungen wie eitrige Hautentzündungen, Pusteln, Furunkel und Geschwüre sprechen gut auf die Behandlung mit Schwarzerle an.

Ihre krampflösende Wirkung macht sie zum Mittel der Wahl bei Migräne. Sie entspannt die Gefäße und fördert so die Durchblutung des Gehirns. Deshalb kann Schwarzerle auch bei geistiger Erschöpfung, Konzentrationsstörungen sowie bei Demenz unterstützend wirken.

Tipp: Bei Fieber und Grippe lässt sich das Schwarzerlenmittel gut mit dem der Heckenrose ergänzen. Die entzündungshemmende Wirkung der Schwarzerle kann durch die Schwarze Johannisbeere verstärkt werden, die zudem gleichzeitig auch das Immunsystem stimuliert.

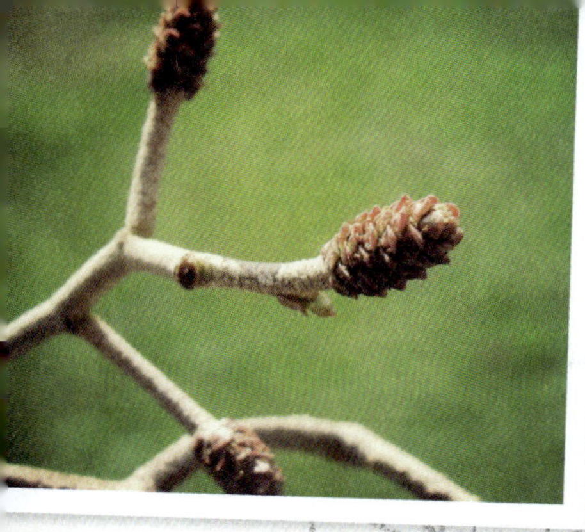

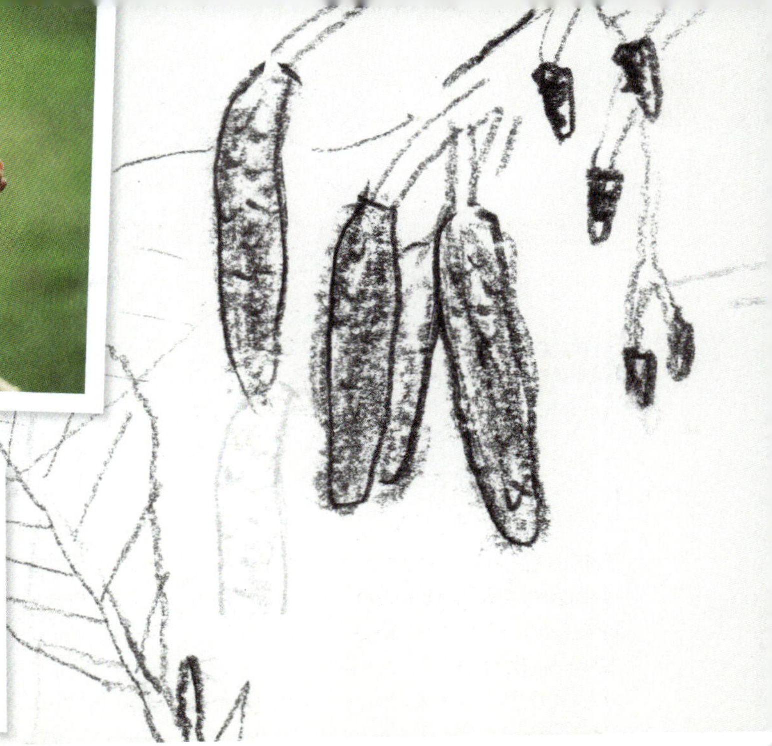

Erkältungsmittel
Rheuma
Migräne

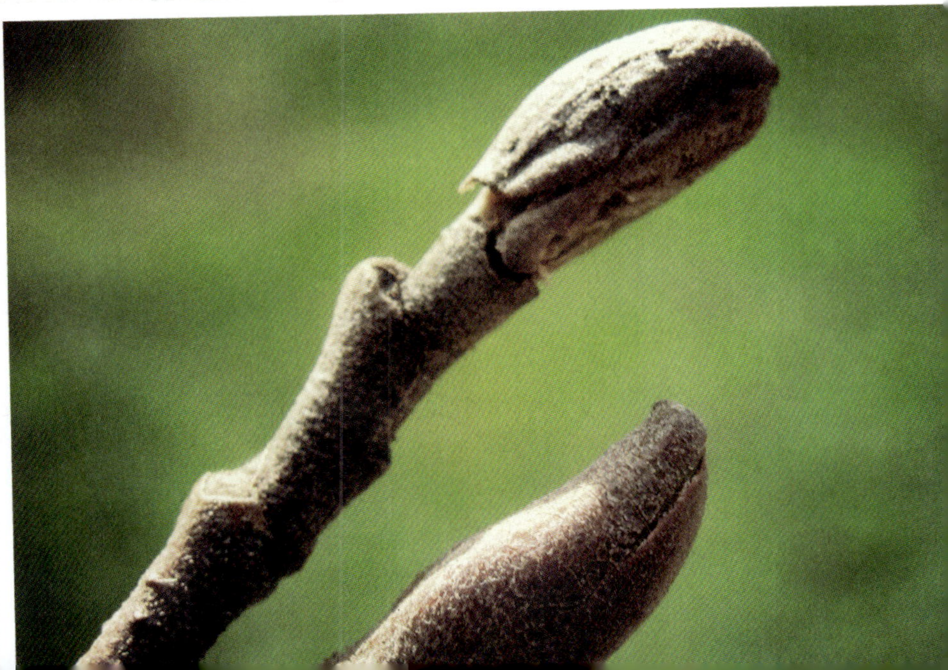

Schwarzpappel (Populus nigra)

» Pappeln wachsen gern in Feuchtgebieten, deshalb hat das Gemmomittel einen starken Bezug zu Erkältungskrankheiten. Ihre Knospen sind von einer harzigen Schicht umgeben.

Knospen

Pappelknospen sind klebrig und duften beim Öffnen balsamisch. Die Endknospen sind schmal pyramidenförmig, lang zugespitzt und viel größer als die Seitenknospen. Diese sind schmal kegelförmig, am Zweig anliegend und haben meist eine abgewendete Spitze. Die Knospenschuppen sind rot-braun, zugespitzt und gekielt. Dreispurige Blattnarben.

Wirkungen und Indikationen

Sehr hilfreich ist Pappel bei Bronchitis und anderen Infektionen der Atemwege, da sie eine antibakterielle Wirkung hat. Bekannt ist außerdem der positive Einfluss des Pappelextrakts auf das Blutsystem. Es fördert die Durchblutung bis in die kleinsten Blutgefäße. Vor allem Menschen, die häufig an kalten Füßen und Händen leiden, kann mit Pappel geholfen werden. Sogar bei schweren Gefäßerkrankungen, wie offene Beine oder die sogenannte Schaufensterkrankheit, bei der sich die Beinarterien allmählich komplett verschließen, ist der Einsatz von Pappelknospen zusammen mit dem Roten Hartriegel sinnvoll. Übrigens gehört die Pappel zu den Bäumen, die schmerzstillende, entzündungshemmende Salicylate enthalten. In der Volksheilkunde wird seit langem eine Salbe aus den Knospen der Pappel erfolgreich gegen rheumatische Gelenkbeschwerden eingesetzt. Das Pappel-Gemmomittel kann solch eine Behandlung wirksam unterstützen.

Tipp: Bei rheumatischen Beschwerden können Sie das Mittel in den Mund sprühen und die Salbe äußerlich auftragen.

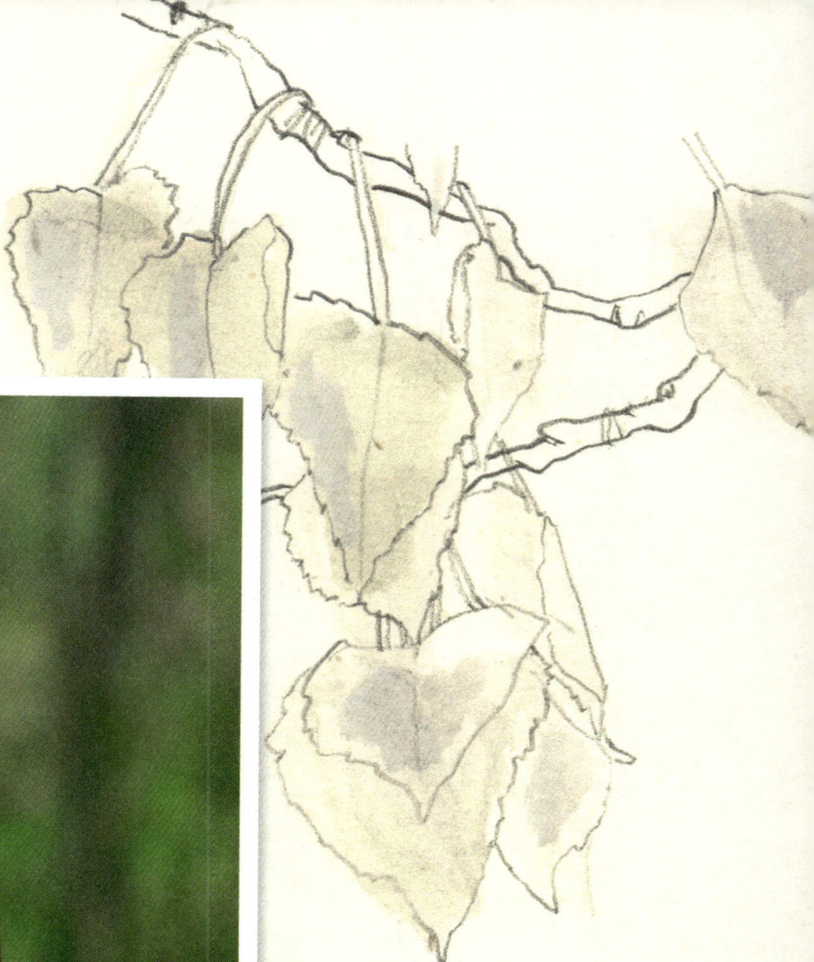

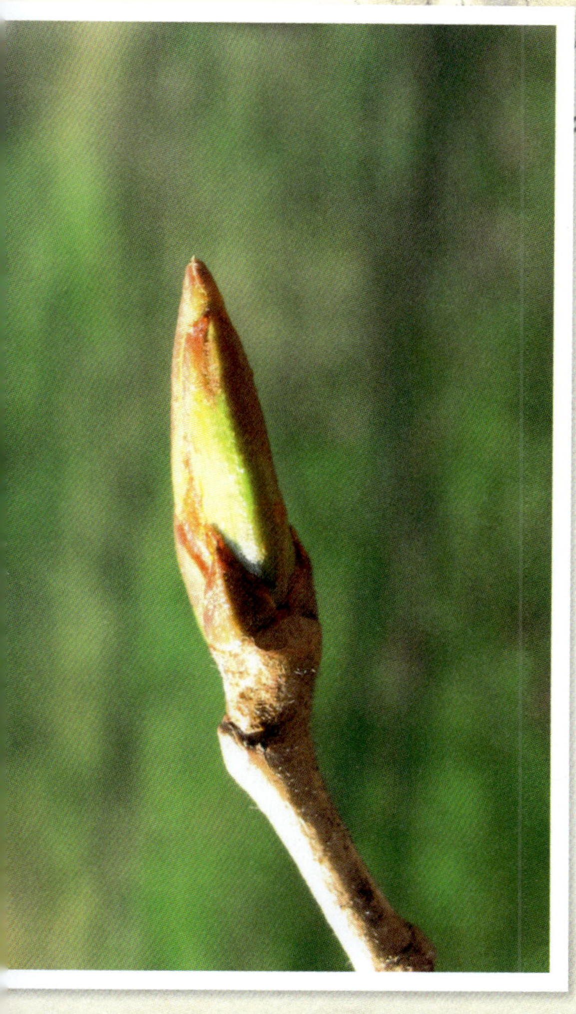

antibakteriell
gegen kalte Füße
bei rheumatischen Gelenkbeschwerden

Silberlinde (Tilia tomentosa)

» Linden sind seit jeher beliebt. Oft standen sie im Dorfzentrum. Sie tragen herzförmige Blätter, ihre Blüten duften herrlich süß. Ihre Wirkung ist besänftigend.

Knospen

Silberlindenknospen sind breit-eiförmig und zugespitzt. Die wechselständigen Seitenknospen stehen vom Zweig ab. Ihre Knospenschuppen sind frisch grün bis rötlich gefärbt und von einem feinen Haarflaum bedeckt. Breit-hufeisenförmige Blattnarben weisen mehrere Leitbündel auf.

Wirkungen und Indikationen

Die Worte »lindern« und »gelinde« sind eng mit der Linde verwandt und weisen auf ihre besänftigenden Eigenschaften hin. Und tatsächlich ist die Linde ein großartiges Beruhigungsmittel. Sie hilft gestressten und nervösen Menschen, den Alltag besser zu meistern. Die Linde vermag zu hohen Blutdruck – ausgelöst durch seelische Anspannung – zu senken, sie ist krampflösend und hilft bei Herzklopfen. Zudem stärkt sie die Nerven, ist angstlösend und hilft bei Einschlaf- und Durchschlafstörungen. Außerdem lindert sie Nervenschmerzen (Neuralgien).

Die Silberlinde ist eine große Hilfe bei psychischen Beschwerden. Bei Sorgen, Kummer, Angst und Melancholie ist sie das Mittel der Wahl. Auch depressive Verstimmungen können gelindert werden. Die Kombination mit Feige und/oder Weißdorn ist dabei oft sehr hilfreich.

Tipp: Für Kinder, die Angst beim Einschlafen haben, ist das Linden-Gemmomittel ideal. Es beruhigt, nimmt die Angst und fördert einen ruhigen Schlaf ohne Alpträume.

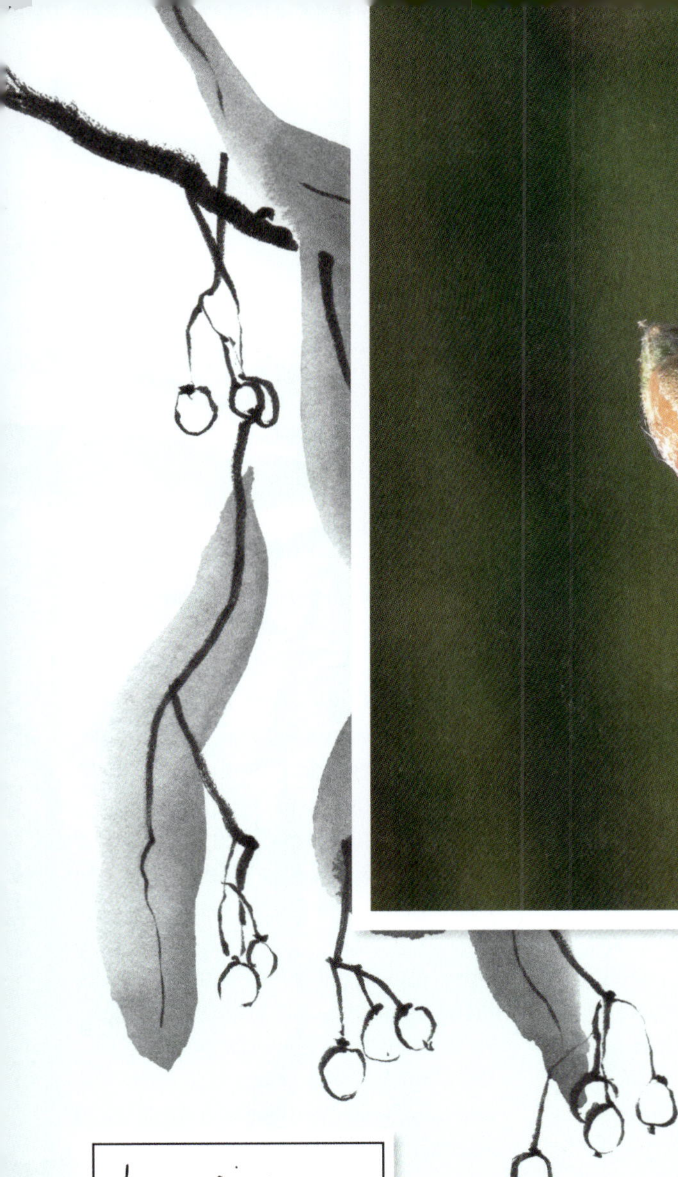

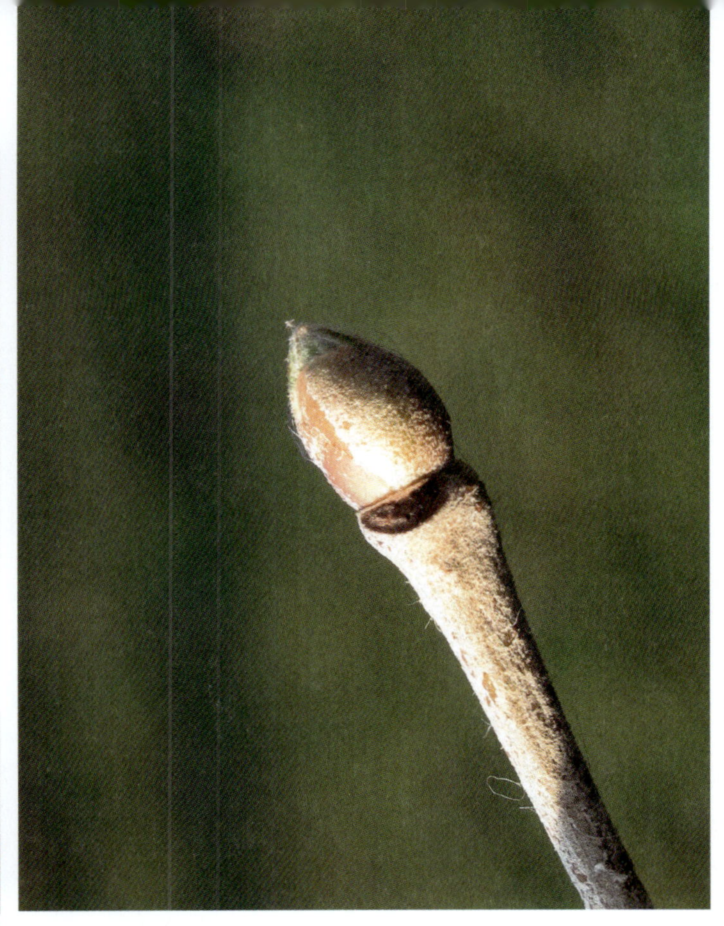

depressive Verstimmungen

Stressmittel

Schlafstörungen

Stieleiche (Quercus robur)

» Die Eiche gehört zu den Bäumen, die uralt werden können. Die ältesten sind über 1000 Jahre alt. Die Eiche ist ein Symbol für Kraft und Härte und gilt als heiliger Baum der Kelten.

Knospen

Eichenknospen sind dick-eiförmig und kommen häufig als Endknospen vor. Als Seitenknospen sind sie spitz-eiförmig und vom Zweig abstehend. Die Knospenschuppen sind hellbraun mit einer dunklen Randlinie und heller Randbehaarung, die Blattnarben sind vielspurig.

Wirkungen und Indikationen

In der Naturheilkunde gilt die Eiche als »männlicher« Baum. Sie symbolisiert Größe und Stärke. Deshalb erstaunt es nicht, dass die Eiche vor allem als Stärkungsmittel, z. B. nach langer Krankheit, eingesetzt wird. Sie wirkt bei sexueller Unlust bei Mann und Frau und wird gerne bei Kinderwunsch eingesetzt. Die Eiche fördert die Produktion der Sexualhormone und stimuliert gleichzeitig die Hormonbildung auf Ebene der Hirnanhangdrüse (Hypophyse).

Die Eiche stimuliert jedoch nicht nur die Sexualhormone, sondern auch die Hormone der Nebennierenrinde, die uns helfen, mit Stress und Überforderung besser umgehen zu können. So kann sie prophylaktisch bei drohendem Burn-out eingesetzt werden.

Tipp: Im Fall eines Burn-outs wirkt die Eiche meist zu stark. Wenn alle Kräfte aufgebraucht sind, macht es mehr Sinn, mit »sanften« Mitteln zu arbeiten. Besonders bewährt hat sich der Einsatz zuerst von jeweils 2-4 Wochen Linde, dann Schwarze Johannisbeere und erst dann Eiche.

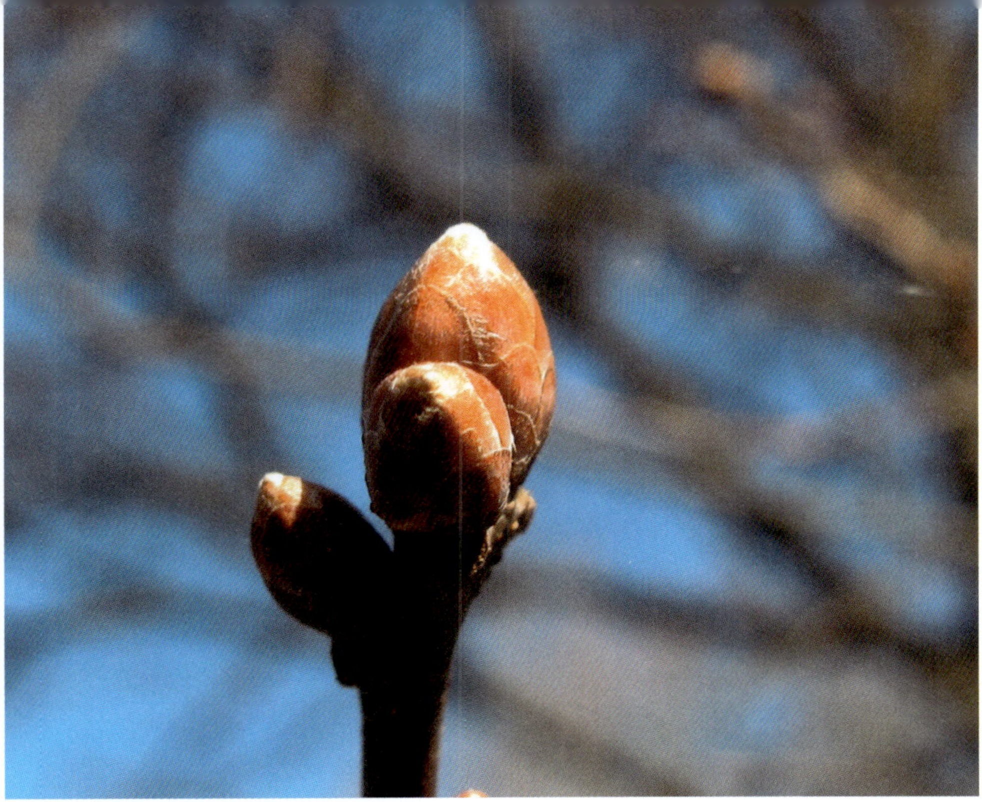

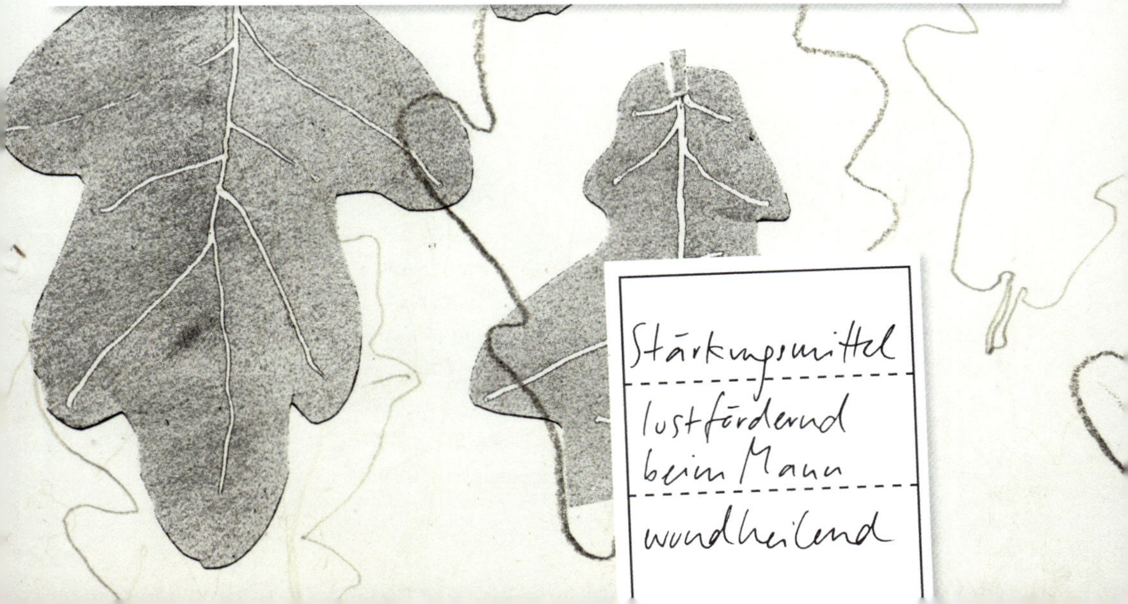

Stärkungsmittel

lustfördernd beim Mann

wundheilend

Wacholder (Juniperus communis)

» Dieser immergrüne Strauch mit seinen spitzen Nadeln und seinen blauschwarzen, aromatischen Beeren galt schon immer als Lebensbaum. Sogar Zauberkräfte werden ihm nachgesagt.

Knospen

Wachholderknospen sind spitz eiförmig, von nadelförmigen Schuppen bedeckt und gelb-grün bis blau-grün gefärbt.

Wirkungen und Indikationen

Der Wacholder hat einen ausgeprägten Bezug zu zwei wichtigen Organen: zur Leber und zu den Nieren.

Da er sämtliche Stoffwechselprozesse in der Leber anregt, die Produktion der Gallenflüssigkeit fördert und die Leberzellen schützt und regeneriert, wird er immer dann gegeben, wenn die Leber Unterstützung braucht. Er hilft bei schwerverdaulicher Nahrung und kann bei Neigung zu Gallensteinen prophylaktisch wirken. Zu hohe Cholesterinwerte kann er günstig beeinflussen. Zudem untertsützt er die Leber bei der Entgiftung von Alkohol, Medikamenten und Umweltschadstoffen. In der Gemmotherapie gilt er daher als wichtiges Entgiftungsmittel der Leber.

Wacholder wirkt zudem entwässernd, Harnsäure ausleitend und hemmt Ödeme. Daher ist er hilfreich bei Gicht und bei beginnender Nierenschwäche (Niereninsuffizienz). Als stark entzündungshemmendes Mittel wird Wacholder bei akuter Blasenentzündung eingesetzt.

Tipp: Wacholder hilft nicht nur im akuten Fall, sondern auch bei chronisch wiederkehrenden Blasenentzündungen. Hier macht die Kombination mit der Schwarzen Johannisbeere zur Stärkung des Immunsystems Sinn. Die Therapie mit den beiden Mittel erfolgt über mind. 4 Wochen mit je 2 mal täglich 3 Sprühstößen.

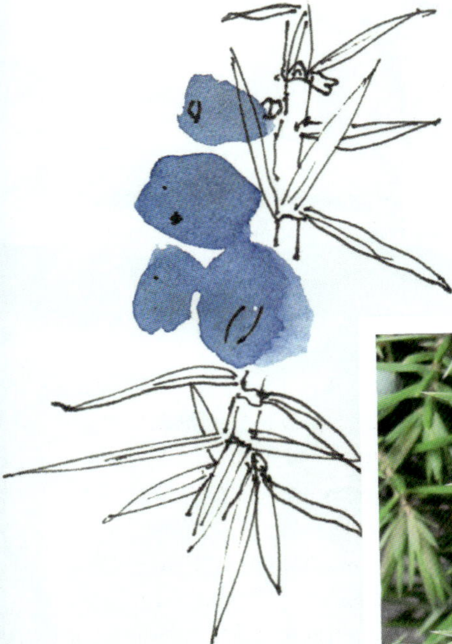

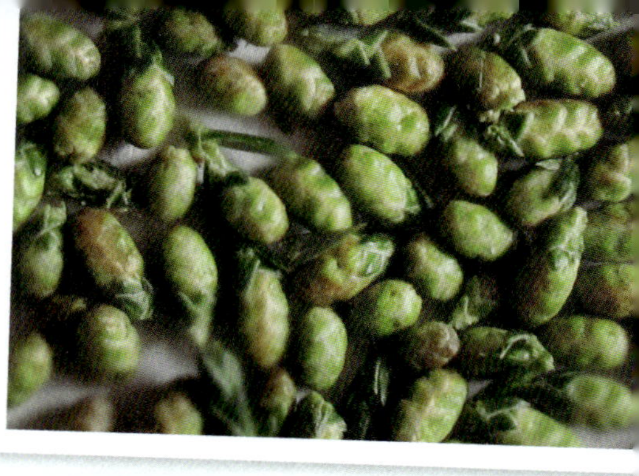

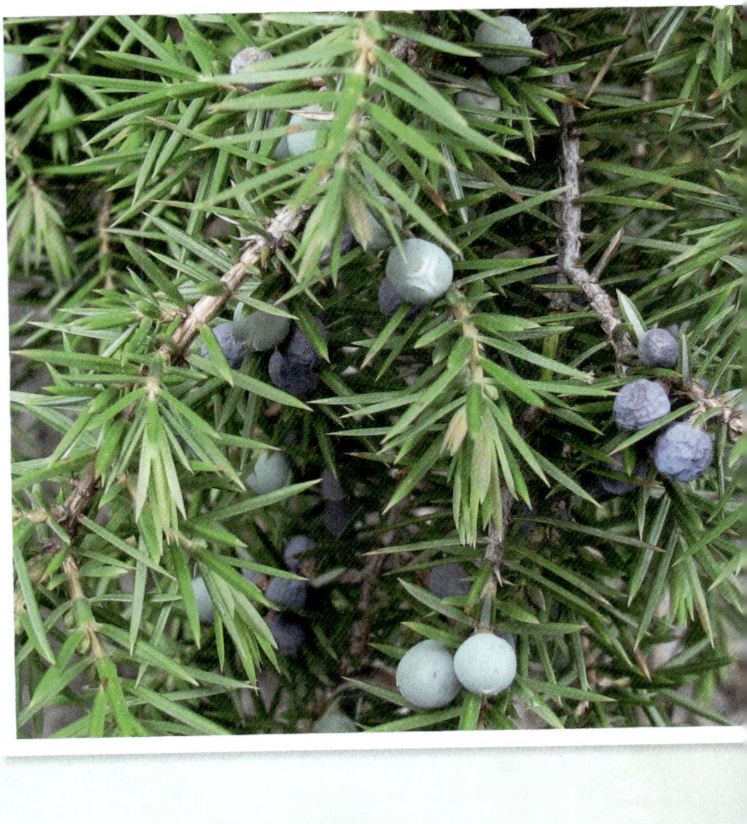

Leber stärkend

entgiftend

senkt Cholesterin

Walnussbaum (Juglans regia)

» Alte Walnussbäume haben etwas Erhabenes an sich. Unter und neben ihnen wächst kaum etwas, weil sie Substanzen bilden, die das Wachstum benachbarter Pflanzen hemmen.

Knospen

Die Endknospen sind halbkugelig, vorne zugespitzt und viel größer als die Seitenknospen. Diese sind kugelig und vom Zweig abstehend, oft liegen zwei Knospen übereinander. Die grau-braunen Knospenschuppen haben einen dunklen Rand und sind flaumig behaart. Wappenförmige Blattnarben mit drei Leitbündeln.

Wirkungen und Indikationen

Zum großen Wirkgebiet des Walnussbaums gehört der Darm-Trakt mit Leber und Bauchspeicheldrüse. So hilft er zuverlässig bei Verdauungsstörungen mit Blähungen und bei Durchfall. Nach einer Behandlung mit einem Antibiotikum hilft er mit, die angeschlagene Darmflora wieder aufzubauen. Sogar bei Diabetes Typ II kann er den Stoffwechsel unterstützen, indem er die Insulin-Sekretion der Bauchspeicheldrüse unterstützt. So wie in der Phytotherapie gehört der Walnussbaum auch in der Gemmotherapie zu den effizienten Mitteln bei chronischen Hauterkrankungen. Walnussbaum hilft insbesondere bei Akne, Psoriasis, Neurodermitis, Ekzemen und Hautentzündungen. Eine Besonderheit ist seine Wirkung auf Pilzbefall. Er kann sowohl bei Hautpilz wie auch innerlichem Pilzbefall wie Soor oder Vaginalpilz eingesetzt werden. Die Anwendung erfolgt auch hier immer über das Sprühen in den Mund.

Tipp: Der Walnussbaum gehört zu den typischen Einzelmitteln in der Gemmotherapie. Wenn Sie ein zweites Mittel zusätzlich nehmen möchten, sollten Sie nach der ersten Einnahme mindestens 30 Minuten vergehen lassen.

Darm-
beschwerden

chronische
HautKrankheiten

Hautpilz, Soor

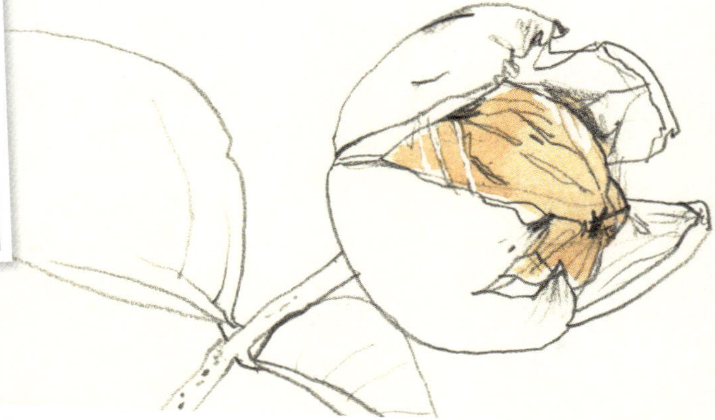

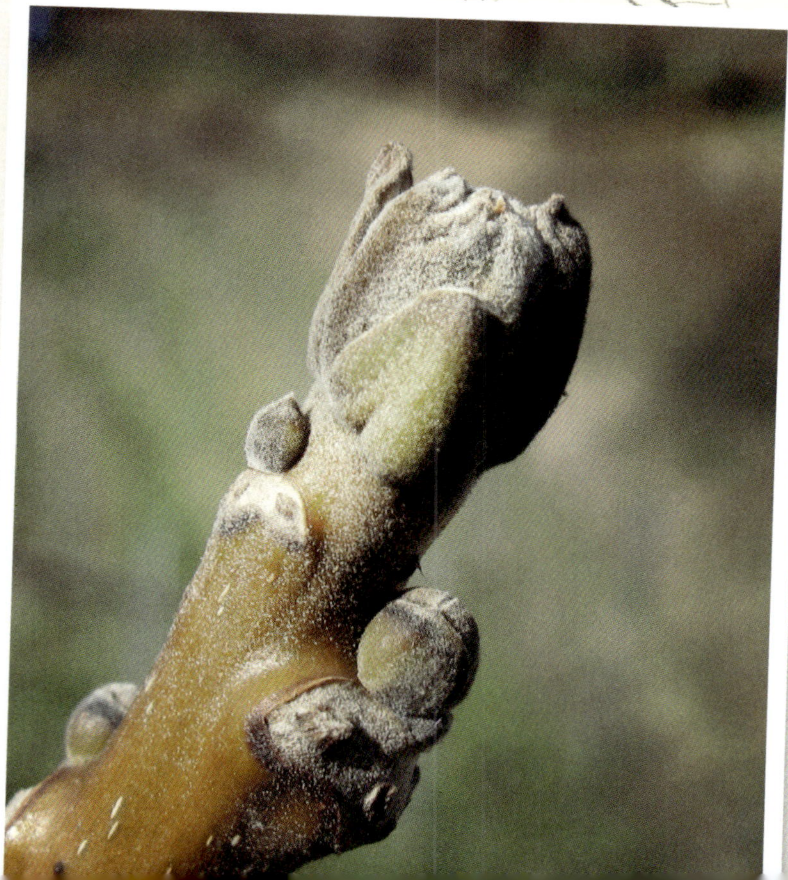

Weißdorn (Crataegus oxyacantha)

» Der Weißdorn bezaubert im Frühling mit weißen Blüten, im Herbst mit roten Früchten und seine herzförmigen Blätter erinnern an seine zuverlässige Wirkung auf das Herz.

Knospen

Die Knospen sind spitz-eiförmig, die Seitenknospen liegen eng am Ast an. Die Knospenschuppen sind braun bis braun-rot und haben einen dunkelbraunen bis schwarzen Saumrand. Dreispurige Blattnarben.

Wirkungen und Indikationen

Weißdorn ist das Herzmittel der ersten Wahl. Er stärkt unser wichtiges Organ, stabilisiert die Herzkranzgefäße und harmonisiert den Blutdruck. Er verbessert die Pumpleistung und Durchblutung des Herzens. Dadurch kann er Menschen helfen, die im fortgeschrittenen Alter kurzatmig sind und schnell ermüden, weil das Herz nicht mehr so richtig mitmacht (Altersherz). Weißdorn mindert auch die Übererregbarkeit des Herzens, welche zu Herzarrhythmien, also zu ungleichmäßigem Herzschlag, führen kann. All das macht ihn zum geeigneten Heilmittel bei Herzschwäche (Herzinsuffizienz) und Herzenge (Angina pectoris). Dies sind die körperlichen Wirkungen, aber auch auf der psychischen Ebene ist die Heilwirkung des Weißdorns nicht zu unterschätzen: Er gilt als Beruhigungsmittel für die Nerven, hilft bei Angst und emotional bedingten Herzbeschwerden wie Herzdrücken oder übermäßiges Herzklopfen. Oft kann die Schulmedizin für solcherlei Beschwerden keine funktionellen Erkrankungen nachweisen. Dabei kommen sie in unserer stressigen Zeit öfter vor als man glaubt!

Tipp: Bei Herzerkrankungen können Sie den Weißdorn dauerhaft 2-mal täglich anwenden. Außerdem ist die Kombination von Weißdorn und Rotem Hartriegel empfehlenswert.

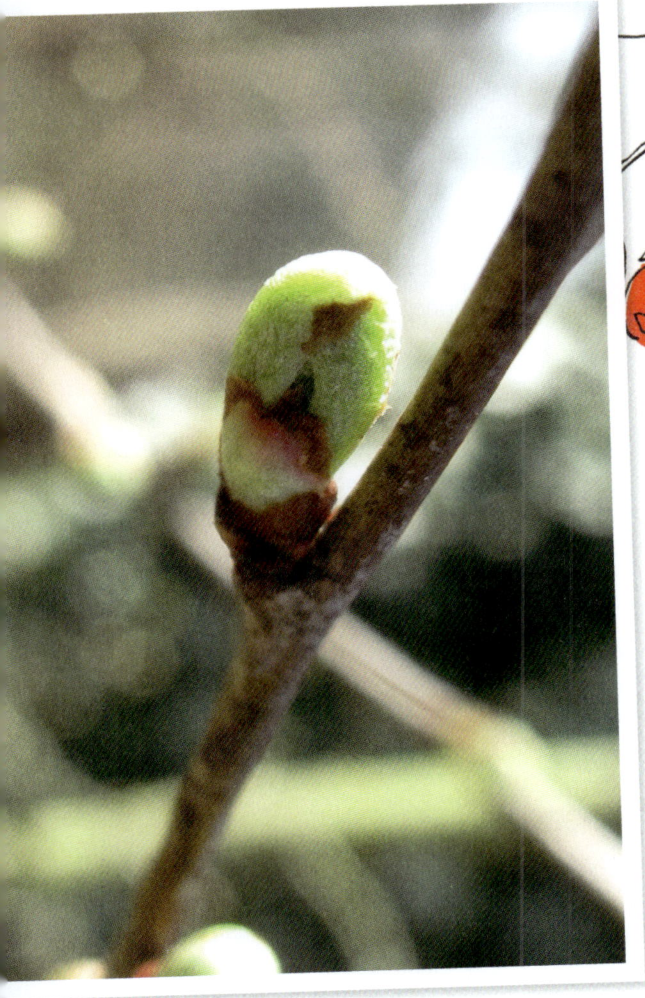

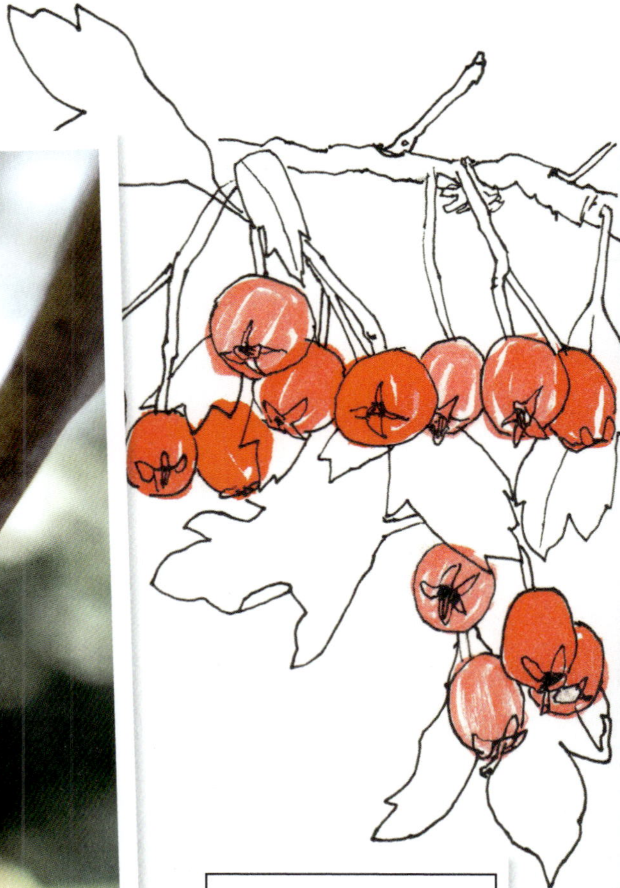

Herzinsuffizienz

reguliert
den Blutdruck

nervöse
Herzbeschwerden

Wolliger Schneeball (Viburnum lantana)

» Der auffällig blühende Strauch gilt als »Schneeball des Sommers«. Seine Blüten sind leuchtend weiß, die Blätter wollig behaart, die Früchte rot und giftig.

Knospen

Alle Knospen sind sehr filzig. Die Endknospen haben die Form von gefalteten Blütenständen oder Blättern. Die Seitenknospen bestehen aus gefalteten Blättern, stehen vom Zweig ab oder liegen am Zweig an. Knospenschuppen gibt es keine. Dreispurige Blattnarben.

Wirkungen und Indikationen

In der Gemmotherapie ist der Wollige Schneeball ein unverzichtbares Heilmittel. Er ist ein wirksames Spasmolytikum für die glatte Muskulatur. Er wirkt krampflösend auf viele innere Organe, insbesondere auf die Bronchien und die Gebärmutter.

Hauptsächlich wird er bei Bronchialkrämpfen eingesetzt, die zu Asthma, trockenem Reizhusten und Atemnot (Dyspnoe) führen. Seine stark krampflösenden Eigenschaften machen den Wolligen Schneeball zu einem wichtigen Mittel bei spannungsbedingten Kopfschmerzen wie auch bei Menstruationsschmerzen, gerne in Kombination mit der Himbeere.

Auch bei einer Schilddrüsenüberfunktion kann der Wollige Schneeball unterstützend wirken. Man kombiniert ihn oft abwechselnd mit dem Roten Hartriegel.

Tipp: Ursache von Asthma ist meist eine Entzündung in den Atemwegen. Daher empfiehlt es sich, die Schwarze Johannisbeere mit ihrer entzündungshemmenden Wirkung als Basismedikation 2 mal tgl. einzunehmen und im Akutfall, wenn es zu Atemnot kommt, den Wolligen Schneeball alle 5 Minuten 2-3 Sprühstöße einzunehmen, bis Besserung eintritt.

Asthma

Kopfschmerzen

Menstruations-
krämpfe

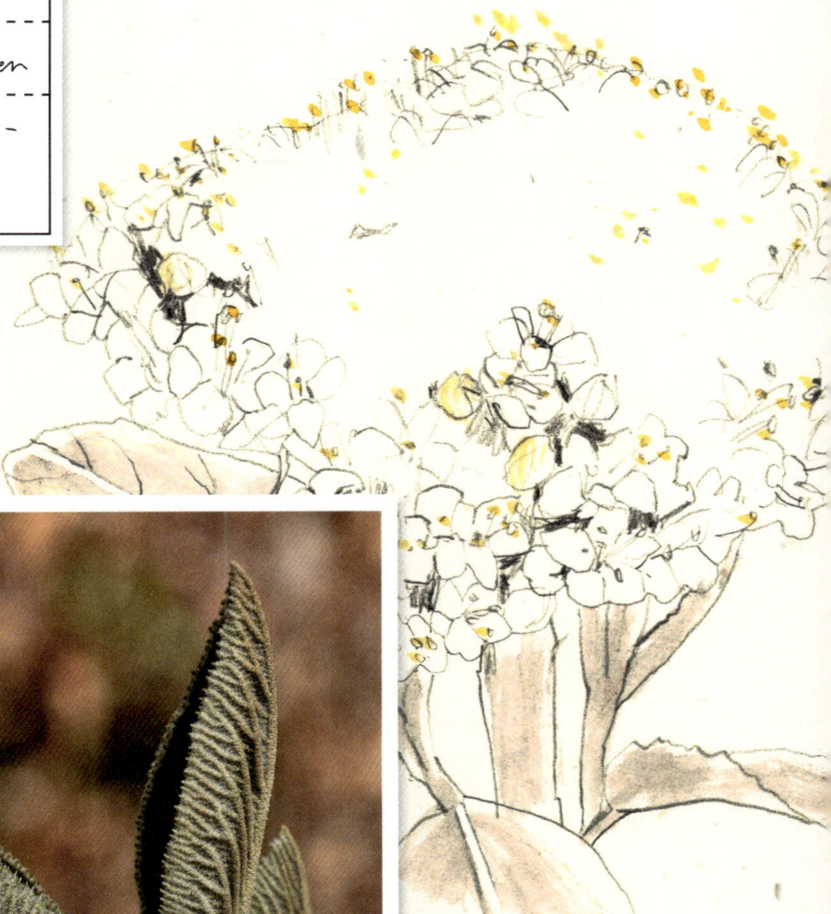

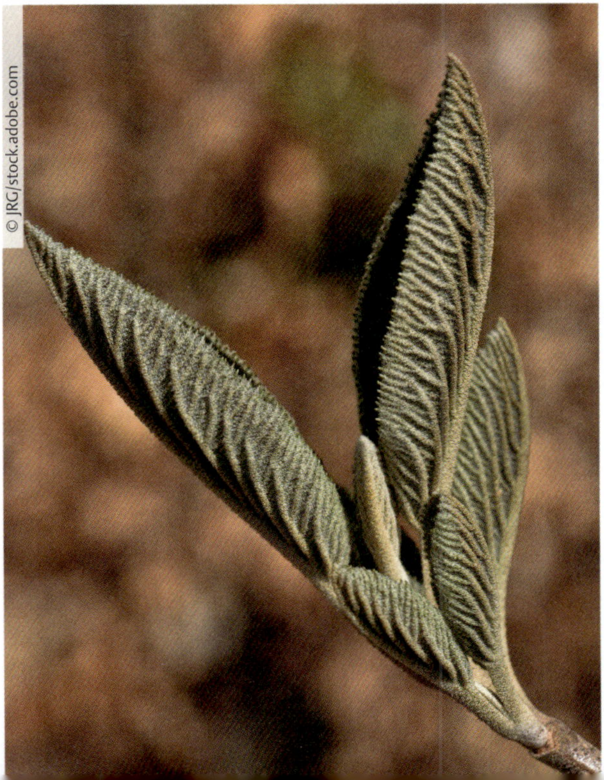

Indikationstabelle

Auf den folgenden Seiten finden Sie die Beschwerden alphabetisch gelistet, bei denen die 23 beschriebenen Gemmomittel helfen können.

So benutzen Sie die Indikationstabelle

Häufig sind bei einer Indikation mehrere Präparate genannt. Ist eines davon fett markiert, so ist dieses als Hauptmittel bzw. Mittel erster Wahl anzusehen. Wenn kein Mittel gefettet ist, lohnt es sich, die Mittel in den Pflanzenporträts zu studieren, um die am besten passende Arznei herauszufinden. Sind zwei Präparate mit einem »+« miteinander verbunden, heißt das, dass Sie die beiden Mittel in Kombination einnehmen können, weil sich die heilende Wirkung dadurch verstärkt.

Die Einnahme von mehreren Mitteln, die bei der gleichen Beschwerde aufgeführt und nur durch Komma getrennt sind, verstärkt den heilenden Effekt nicht! Besser ist es, mit einem Mittel zu beginnen, die Wirkung abzuwarten und gegebenenfalls nach einigen Tagen auf ein anderes erwähntes Mittel umzusteigen.

Beschwerdebild oder erwünschte Wirkung	**Diese Mittel können Sie nehmen**
Abszess	Feldulme (Seite 36), Walnussbaum (Seite 70), Schwarzerle (Seite 60)
Adipositas	Feigenbaum (Seite 34)
Akne	Feldulme (Seite 36), Walnussbaum (Seite 70), Schwarzerle (Seite 60)
Allergie	**Schwarze Johannisbeere** (Seite 56), Birke (Seite 26)
Anämie	Haselstrauch (Seite 38)
Angina (Mandelentzündung)	Heckenrose (Seite 40), Schwarzerle (Seite 60)

Beschwerdebild oder erwünschte Wirkung	Diese Mittel können Sie nehmen
Angina pectoris, Prophylaxe	**Olivenbaum** (Seite 44), Roter Hartriegel (Seite 54)
Angst	**Feigenbaum** (Seite 34), Silberlinde (Seite 64), Weißdorn (Seite 72)
antibakterielle Wirkung	Schwarzerle (Seite 60), **Schwarzpappel** (Seite 62)
antidepressive Wirkung	Feigenbaum (Seite 34), Silberlinde (Seite 64)
antientzündliche Wirkung	Birke (Seite 26), Schwarzerle (Seite 60), **Schwarze Johannisbeere** (Seite 56), Heckenrose (Seite 40)
antihistaminische Wirkung	Birke (Seite 26), **Schwarze Johannisbeere** (Seite 56), Wolliger Schneeball (Seite 74)
antivirale Wirkung	**Heckenrose** (Seite 40)
Aphten	Schwarzerle (Seite 60), Heckenrose (Seite 40)
appetitregulierend	Feigenbaum (Seite 34)
Arteriosklerose	**Olivenbaum** (Seite 44), Schwarzpappel (Seite 62), Roter Hartriegel (Seite 54), Rosmarin (Seite 50), Schwarze Johannisbeere (Seite 56), Wacholder (Seite 68)
Arthritis	Birke (Seite 26), **Heckenrose** (Seite 40), **Schwarzpappel** (Seite 62), **Schwarze Johannisbeere** (Seite 56), Wacholder (Seite 68)
Arthrose	Birke (Seite 26), Brombeere (Seite 30), Esche (Seite 32), **Heckenrose** (Seite 40), Schwarze Johannisbeere (Seite 56)

Beschwerdebild oder erwünschte Wirkung	Diese Mittel können Sie nehmen
Asthma	Wolliger Schneeball (Seite 74) + Schwarze Johannisbeere (Seite 56)
Atemnot	Brombeere (Seite 30), Weißdorn (Seite 72), Wolliger Schneeball (Seite 74)
Ausleitung, Entgiftung	**Birke** (Seite 26), Rosmarin (Seite 50), **Wacholder** (Seite 68), Walnussbaum (Seite 70)
Beine geschwollen, schwer	Rosskastanie (Seite 52)
beruhigend	**Silberlinde** (Seite 64), Feigenbaum (Seite 34)
Besenreiser	Rosskastanie (Seite 52)
Blähungen	Rosmarin (Seite 50), Walnussbaum (Seite 70)
Blasenentzündung	**Birke** (Seite 26), Schwarzerle (Seite 60), **Preiselbeere** (Seite 46), **Wacholder** (Seite 68)
Blasenentzündung, chronische	Preiselbeere (Seite 46), Wacholder (Seite 68)
Blutarmut	Haselstrauch (Seite 38)
Blutdruck, zu hoch	Silberlinde (Seite 64), **Olivenbaum** (Seite 44), Weißdorn (Seite 72)
Blutdruck, zu niedrig	Stieleiche (Seite 66), **Rosmarin** (Seite 50), Weißdorn (Seite 72)
Blutfette, zu hoch	Birke (Seite 26), **Olivenbaum** (Seite 44), Rosmarin (Seite 50)
blutzuckersenkend	Olivenbaum (Seite 44), Walnussbaum (Seite 70)

Beschwerdebild oder erwünschte Wirkung	Diese Mittel können Sie nehmen
Bronchitis	**Haselstrauch** (Seite 38), **Schwarzpappel** (Seite 62), Schwarze Johannisbeere (Seite 56)
Bronchitis, chronische	Brombeere (Seite 30), **Haselstrauch** (Seite 38)
Brustspannen (PMS)	Himbeere (Seite 42)
Couperose	Rosskastanie (Seite 52)
Darmentzündung	**Preiselbeere** (Seite 46), Schwarze Johannisbeere (Seite 56), Walnussbaum (Seite 70)
Darmflora aufbauen	Walnussbaum (Seite 70)
Darmkoliken	Preiselbeere (Seite 46), Wolliger Schneeball (Seite 74)
Demenz	**Schwarzerle** (Seite 60), **Olivenbaum** (Seite 44)
Depression	**Feigenbaum** (Seite 34), **Silberlinde** (Seite 64)
Dermatosen (Hauterkrankungen)	Schwarze Johannisbeere (Seite 56), Walnussbaum (Seite 70)
Diabetes (Typ 2)	**Olivenbaum** (Seite 44), Walnussbaum (Seite 70)
Diarrhoe (Durchfall)	Brombeere (Seite 30), Stieleiche (Seite 66), Preiselbeere (Seite 46), **Walnussbaum** (Seite 70)
diuretisch	**Birke** (Seite 26), Esche (Seite 32), Wacholder (Seite 68)
Durchblutung der Extremitäten	**Schwarzpappel** (Seite 62), Rosmarin (Seite 50), **Roter Hartriegel** (Seite 54)

Beschwerdebild oder erwünschte Wirkung	Diese Mittel können Sie nehmen
Durchblutungsstörungen bei Rauchern	Roter Hartriegel (Seite 54) + Brombeere (Seite 30)
Durchfall	Brombeere (Seite 30), Stieleiche (Seite 66), Preiselbeere (Seite 46), **Walnussbaum** (Seite 70)
Durchfall nach Antibiotika-Gabe	Preiselbeere (Seite 46), **Walnussbaum** (Seite 70)
Durchschlafstörungen	Silberlinde (Seite 64)
Dysmenorrhoe	**Himbeere** (Seite 42), **Wolliger Schneeball** (Seite 74)
Einschlafstörungen	Silberlinde (Seite 64), Feigenbaum (Seite 34)
Ekzeme, allgemein	Schwarze Johannisbeere (Seite 56), **Walnussbaum** (Seite 70), Feldulme (Seite 36)
Ekzeme, akute	Feldulme (Seite 36), **Walnussbaum** (Seite 70), Schwarze Johannisbeere (Seite 56)
Ekzeme, fortgeschrittene	**Walnussbaum** (Seite 70), Schwarze Johannisbeere (Seite 56)
Ekzeme, nässende	Stieleiche (Seite 66), Feldulme (Seite 36), Walnussbaum (Seite 70)
Entschlackung	**Birke** (Seite 26), Rosmarin (Seite 50), **Wacholder** (Seite 68)
Entzündungen	**Schwarzerle** (Seite 60), Esche (Seite 32), Haselstrauch (Seite 38), Heckenrose (Seite 40), Schwarzpappel (Seite 62), **Schwarze Johannisbeere** (Seite 56)

Beschwerdebild oder erwünschte Wirkung	Diese Mittel können Sie nehmen
Erbrechen	Feigenbaum (Seite 34), Rosmarin (Seite 50)
Erkältung	Schwarzerle (Seite 60), **Heckenrose** (Seite 40), Schwarze Johannisbeere (Seite 56)
Erkältung bei Kindern	Heckenrose (Seite 40)
Erschöpfung, geistige	Schwarzerle (Seite 60), Silberlinde (Seite 64), Stieleiche (Seite 66)
Erschöpfung, körperliche	Stieleiche (Seite 66)
Essstörungen	Feigenbaum (Seite 34)
Fieber	**Schwarzerle** (Seite 60), Schwarze Johannisbeere (Seite 56), Heckenrose (Seite 40)
Fließschnupfen	Schwarze Johannisbeere (Seite 56) + Heckenrose (Seite 40)
Frakturen	Brombeere (Seite 30), **Riesenmammutbaum** (Seite 48)
Frakturvorbeugung	Brombeere (Seite 30), Preiselbeere (Seite 46)
Furunkel	Feldulme (Seite 36), Schwarzerle (Seite 60)
Gallenproduktion, gestörte	Rosmarin (Seite 50), Wacholder (Seite 68)
Gebärmutterbeschwerden	Himbeere (Seite 42)
Gelenke, geschwollene	Esche (Seite 32), **Heckenrose** (Seite 40), Schwarze Johannisbeere (Seite 56)
Gicht	**Birke** (Seite 26), **Esche** (Seite 32), Schwarze Johannisbeere (Seite 56), Wacholder (Seite 68)

Beschwerdebild oder erwünschte Wirkung	Diese Mittel können Sie nehmen
Grippe	**Schwarzerle** (Seite 60), Schwarze Johannisbeere (Seite 56), Heckenrose (Seite 40)
Gürtelrose	Stieleiche (Seite 66), **Heckenrose** (Seite 40), Schwarze Johannisbeere (Seite 56)
Halsentzündung	Schwarzerle (Seite 60), **Heckenrose** (Seite 40), Schwarze Johannisbeere (Seite 56)
Hämorrhoiden	**Rosskastanie** (Seite 52)
harntreibend	Birke (Seite 26), Esche (Seite 32), Preiselbeere (Seite 46), Wacholder (Seite 68)
harnsäureausleitend	Birke (Seite 26), Esche (Seite 32), Wacholder (Seite 68)
Haut, entzündet	Stieleiche (Seite 66), Heckenrose (Seite 40), **Feldulme** (Seite 36), Schwarze Johannisbeere (Seite 56), Walnussbaum (Seite 70),
Haut, schlecht heilend	Feldulme (Seite 36), Rosskastanie (Seite 52)
Hautausschläge mit Eiterpusteln	Feldulme (Seite 36) + Schwarzerle (Seite 60), Walnussbaum (Seite 70)
Herpesbläschen	**Heckenrose** (Seite 40) + Feldulme (Seite 36)
Herzarrhythmie	Weißdorn (Seite 72)
Herzbeschwerden, nervöse	Weißdorn (Seite 72)
Herzdrücken	Weißdorn (Seite 72)
Herzinsuffizienz	**Weißdorn** (Seite 72) + Roter Hartriegel (Seite 54)

Beschwerdebild oder erwünschte Wirkung	Diese Mittel können Sie nehmen
Herzklopfen	Silberlinde (Seite 64), Weißdorn (Seite 72)
herzstärkend	Weißdorn (Seite 72)
Heuschnupfen	Birke (Seite 26), **Schwarze Johannisbeere** (Seite 56), Wolliger Schneeball (Seite 74)
Heuschnupfen-Prävention	Birke (Seite 26)
Hexenschuss	Schwarze Johannisbeere (Seite 56), **Haselstrauch** (Seite 38)
Hitzewallungen	Himbeere (Seite 42), **Preiselbeere** (Seite 46)
Hormonsystem, männliches, geschwächtes	Stieleiche (Seite 66), Riesenmammutbaum (Seite 48)
Hormonsystem, weibliches	Himbeere (Seite 42)
Husten	Schwarzerle (Seite 60), Schwarzpappel (Seite 62), **Haselstrauch** (Seite 38)
Husten, trockener, krampfartig	Wolliger Schneeball (Seite 74)
Husten bei Rauchern	Brombeere (Seite 30)
Hyperthyreose (Überfunktion der Schilddrüse)	**Roter Hartriegel** (Seite 54) + Wolliger Schneeball (Seite 74)
Hyperthyreose im Klimakterium	Preiselbeere (Seite 46) + Roter Hartriegel (Seite 54)
Immunsystem, geschwächtes	**Heckenrose** (Seite 40), Schwarze Johannisbeere (Seite 56)

Beschwerdebild oder erwünschte Wirkung	Diese Mittel können Sie nehmen
Impotenz	Riesenmammutbaum (Seite 48), Stieleiche (Seite 66)
Infektionen	Heckenrose (Seite 40), Schwarze Johannisbeere (Seite 56)
Insektenstich	Schwarze Johannisbeere (Seite 56)
Juckreiz	Schwarze Johannisbeere (Seite 56), Feldulme (Seite 36)
Kältegefühl der Hände und Füße	Schwarzpappel (Seite 62), Rosmarin (Seite 50)
Kinderwunsch	Riesenmammutbaum (Seite 48), Stieleiche (Seite 66)
Klimakterium	Himbeere (Seite 42), **Preiselbeere** (Seite 46)
Knochenbildung	Brombeere (Seite 30), Riesenmammutbaum (Seite 48)
Konzentrationsstörungen	Olivenbaum (Seite 44), **Rosmarin** (Seite 50) + Schwarzerle (Seite 60)
Kopfschmerzen	Feigenbaum (Seite 34), Heckenrose (Seite 40) + Schwarze Johannisbeere (Seite 56), Schwarzerle (Seite 60), Wolliger Schneeball (Seite 74)
Kopfschmerz bei Verspannungen	Feigenbaum (Seite 34), **Wolliger Schneeball** (Seite 74)
Krampfadern	Rosskastanie (Seite 52)
krampflösend	Silberlinde (Seite 64), Preiselbeere (Seite 46), Rosmarin (Seite 50), Wolliger Schneeball (Seite 74)

Beschwerdebild oder erwünschte Wirkung	Diese Mittel können Sie nehmen
kreislaufstärkend	Rosmarin (Seite 50)
Leber-Galle-Insuffizienz	Birke (Seite 26), **Rosmarin** (Seite 50), Wacholder (Seite 68)
Leberinsuffizienz	Birke (Seite 26), **Rosmarin** (Seite 50), **Wacholder** (Seite 68)
leberstärkend	Birke (Seite 26), **Rosmarin** (Seite 50), **Wacholder** (Seite 68)
Leberzellregeneration	Wacholder (Seite 68), **Rosmarin** (Seite 50)
chronische Lungenerkrankungen (COPD)	Brombeere (Seite 30), Haselstrauch (Seite 38)
lymphatische Diathese	Heckenrose (Seite 40)
Magenentzündung	**Feigenbaum** (Seite 34), Schwarzerle (Seite 60), Silberlinde (Seite 64), Schwarze Johannisbeere (Seite 56)
Magenkrämpfe	Rosmarin (Seite 50), Feigenbaum (Seite 34)
Magenübersäuerung	**Feigenbaum** (Seite 34), Silberlinde (Seite 64)
Mandelentzündung (Angina)	Heckenrose (Seite 40), Schwarzerle (Seite 60)
Menstruation, zu schwach oder ausbleibend	Himbeere (Seite 42)
Menstruationsbeschwerden	**Himbeere** (Seite 42), **Wolliger Schneeball** (Seite 74)
metabolisches Syndrom	Olivenbaum (Seite 44)

Beschwerdebild oder erwünschte Wirkung	Diese Mittel können Sie nehmen
Migräne	Heckenrose (Seite 40) + Schwarze Johannisbeere (Seite 56), Schwarzerle (Seite 60) + Schwarze Johannisbeere (Seite 56), Wolliger Schneeball (Seite 74)
Migräne bei Stress	Feigenbaum (Seite 34), Schwarzerle (Seite 60), Wolliger Schneeball (Seite 74)
Müdigkeit	Stieleiche (Seite 66), Riesenmammutbaum (Seite 48), Schwarze Johannisbeere (Seite 56), Rosmarin (Seite 50)
Nasennebenhöhlen-entzündung	Schwarzerle (Seite 60), Schwarze Johannisbeere (Seite 56)
Nervenstärkung	Silberlinde (Seite 64), Stieleiche (Seite 66)
Nervosität	Silberlinde (Seite 64), Feigenbaum (Seite 34)
Neuralgie (Nervenschmerzen)	Silberlinde (Seite 64), **Haselstrauch** (Seite 38)
Neurodermitis	Schwarze Johannisbeere (Seite 56), **Walnussbaum** (Seite 70)
Niereninsuffizienz	Esche (Seite 32), Birke (Seite 26), Wacholder (Seite 68)
Nierengrieß	Birke (Seite 26), Preiselbeere (Seite 46), Wacholder (Seite 68)
Ödeme (venös bedingt)	Birke (Seite 26), **Rosskastanie** (Seite 52)
Östrogen regulierend	Himbeere (Seite 42)
östrogenartige Wirkung	**Preiselbeere** (Seite 46), Himbeere (Seite 42)

Beschwerdebild oder erwünschte Wirkung	Diese Mittel können Sie nehmen
Ohrenentzündung	Heckenrose (Seite 40), Schwarze Johannisbeere (Seite 56), Schwarzerle (Seite 60)
Ohrenschmerzen	Schwarze Johannisbeere (Seite 56), Schwarzerle (Seite 60)
Osteoporose	Brombeere (Seite 30), **Riesenmammutbaum** (Seite 48), **Preiselbeere** (Seite 46)
Ovarienfunktion regulierend	Himbeere (Seite 42)
Pankreas (Bauchspeicheldrüse)	Olivenbaum (Seite 44), **Walnussbaum** (Seite 70)
Pankreasinsuffizenz	Olivenbaum (Seite 44), **Walnussbaum** (Seite 70)
Phlebitis (Venenentzündung)	Birke (Seite 26), **Rosskastanie** (Seite 52)
Pilz (Hautpilz, Soor)	Walnussbaum (Seite 70)
prämenstruelles Syndrom, PMS	Himbeere (Seite 42)
Polyarthritis	Birke (Seite 26), **Heckenrose** (Seite 40), **Schwarze Johannisbeere** (Seite 56)
Progesteron regulierend	Himbeere (Seite 42)
Prostata vergrößert	Riesenmammutbaum (Seite 48)
Prostataentzündung, chronische	Riesenmammutbaum (Seite 48)
Psoriasis (Schuppenflechte)	Schwarze Johannisbeere (Seite 56), **Walnussbaum** (Seite 70)

Beschwerdebild oder erwünschte Wirkung	Diese Mittel können Sie nehmen
Rachenentzündung	**Heckenrose** (Seite 40), Schwarzerle (Seite 60), Schwarze Johannisbeere (Seite 56)
Raucher	Brombeere (Seite 30) + Roter Hartriegel (Seite 54)
Raucherhusten	Brombeere (Seite 30), Haselstrauch (Seite 38)
Reflux	**Feigenbaum** (Seite 34), Silberlinde (Seite 64)
Regelschmerzen	**Himbeere** (Seite 42), Wolliger Schneeball (Seite 74)
Reizhusten	Wolliger Schneeball (Seite 74)
Rekonvaleszenz	Stieleiche (Seite 66), Riesenmammutbaum (Seite 48), Schwarze Johannisbeere (Seite 56), Silberlinde (Seite 64)
Resorptionsstörungen, intestinal	Walnussbaum (Seite 70)
Rheuma	Birke (Seite 26), Heckenrose (Seite 40), Esche (Seite 32), **Schwarze Johannisbeere** (Seite 56)
Rheumaschub, akuter	Schwarzerle (Seite 60), Schwarzpappel (Seite 62), Schwarze Johannisbeere (Seite 56), Heckenrose (Seite 40), Esche (Seite 32)
Scheidenentzündung	Himbeere (Seite 42)
Schilddrüsenüberfunktion (im Klimakterium)	Roter Hartriegel (Seite 54) + Wolliger Schneeball (Seite 74), Roter Hartriegel (Seite 54) + Preiselbeere (Seite 46)
Schlaflosigkeit	Feigenbaum (Seite 34), **Silberlinde** (Seite 64)
schmerzlindernd	**Heckenrose** (Seite 40), Schwarzpappel (Seite 62)

Beschwerdebild oder erwünschte Wirkung	Diese Mittel können Sie nehmen
Schnupfen	Schwarzerle (Seite 60), Heckenrose (Seite 40)
Schnupfen, chronischer (allergisch)	Schwarze Johannisbeere (Seite 56), Wolliger Schneeball (Seite 74)
Schwäche, sexuelle des Mannes	Stieleiche (Seite 66), Riesenmammutbaum (Seite 48)
sedierend, entspannend	Silbmerlinde (Seite 64), Feigenbaum (Seite 34)
sexuelles Tonikum für den Mann	Riesenmammutbaum (Seite 48), Stieleiche (Seite 66)
Sinusitis	Schwarzerle (Seite 60), Schwarze Johannisbeere (Seite 56)
Sodbrennen	Silberlinde (Seite 64), **Feigenbaum** (Seite 34)
Spermienbildung anregend	Riesenmammutbaum (Seite 48)
Stärkungsmittel	Stieleiche (Seite 66), **Schwarze Johannisbeere** (Seite 56), Riesenmammutbaum (Seite 48)
Stress	Silberlinde (Seite 64), **Feigenbaum** (Seite 34), Schwarze Johannisbeere (Seite 56), Stieleiche (Seite 66)
Talgproduktion regulierend	Feldulme (Seite 36)
Testosteronproduktion, mangelnde	Stieleiche (Seite 66), Riesenmammutbaum (Seite 48)
Übelkeit	**Feigenbaum** (Seite 34), **Rosmarin** (Seite 50)
Ulcus cruris (Unterschenkel-geschwür)	**Rosskastanie** (Seite 52), Walnussbaum (Seite 70), Schwarzerle (Seite 60)

Beschwerdebild oder erwünschte Wirkung	**Diese Mittel können Sie nehmen**
Unlust, sexuelle des Mannes	Riesenmammutbaum (Seite 48), Stieleiche (Seite 66)
Urtikaria (Nesselsucht)	Schwarze Johannisbeere (Seite 56)
Venenprobleme, Stauungen, Varizen	**Rosskastanie** (Seite 52)
Venöse Insuffizienz, chronische	Rosskastanie (Seite 52)
Verdauungsbeschwerden	**Rosmarin** (Seite 50), Schwarze Johannisbeere (Seite 56), **Walnussbaum** (Seite 70), Feigenbaum (Seite 34)
verdauungsfördernd	Rosmarin (Seite 50)
Verstopfung	Preiselbeere (Seite 46)
Verstopfung abwechselnd mit Durchfall	Preiselbeere (Seite 46), Walnussbaum (Seite 70)
Völlegefühl	Rosmarin (Seite 50)
Wallungen (Hitze)	Himbeere (Seite 42), **Preiselbeere** (Seite 46)
Wechseljahre	Himbeere (Seite 42), Preiselbeere (Seite 46)
Wundheilung	Feldulme (Seite 36)
Wundheilung, schwierige, offene Beine	Schwarzpappel (Seite 62), Feldulme (Seite 36), Rosskastanie (Seite 52)
Zahnfleischentzündung	Brombeere (Seite 30), Stieleiche (Seite 66), Schwarze Johannisbeere (Seite 56)

Literatur

ANDRIANNE, Philippe (2002): **La Gemmothérapie – Médecine des bourgeons.** Editions Amyris, Bruxelles

ANDRIANNE, Philippe (2011): **Traité de gemmothérapie** – La thérapeutique par les bourgeons. Editions Amyris

FURLENMEIER, Dr. Martin (1981): **Mysterien der Heilkunde.** Gut-Verlag, Stäfa

GODET, Jean-Denis (2008): **Knospen und Zweige** – Einheimische Baum- und Straucharten. Ulmer, Stuttgart

HAGENEDER, Fred (1998): **Geist der Bäume** – eine ganzheitliche Sicht des unerkannten Wesens der Bäume. Neue Erde Verlag, Saarbrücken

LAUDERT, Doris (1998): **Mythos Baum** – was Bäume uns Menschen bedeuten. BLV Verlagsgesellschaft, München

LEDOUX, Franck / GUENIOT, Gérard (2012): **Phytoembryotherapy.** The Embryo of Gemmotherapy. Editions Amyris

NEWMAN, Alex (2010): **Bäume** – Machtvolle Zeugen des Lebens. Tosa, Wien

ROZENCWAJG, Joe (2013): **Dynamic Gemmotherapy** – Integrative Embryonic Phytotherapy. Emryss Publishers

STEINGASSNER, Dr. Hans Martin (2005): **Gemmotherapie** – Phytotherapie – Mineralientherapie. Verlag Wilhelm Maudrich, Wien

STRASSMANN, Renato (2014): **Baumheilkunde** – Heilkraft, Mythos und Magie der Bäume. Freya, Linz

TETAU, Dr. Max (2004): **Nouvelles cliniques de gemmothérapie.** Editions Similia

TETAU, Dr. Max (2010): **Gemmotherapy** – A Clinical Guide. Editions Similia

VONARBURG, Bruno (2013): **Frischpflanzentropfen.** Fona Verlag, Lenzburg

Danksagung

Mein Dank gilt vor allem meinem Mann, der mich in den vielen arbeitsreichen Stunden liebevoll und tatkräftig unterstützt hat und natürlich auch den Kursteilnehmern meiner Seminare, die mich mit ihrer Begeisterung motiviert haben, dieses Buchprojekt in Angriff zu nehmen.

Des Weiteren danke ich Sibylle Duelli und Annabel Wolpensinger vom TRIAS Verlag für ihre wertvollen Anregungen, Ulrike Hilgenberg für ihre geduldige Arbeit und ihre Hilfe bei Formulierungen sowie Stephanie Türck für die Gestaltung der Pflanzenporträts und Sabine Schlessmann für die schönen Knospen-Grafiken auf Seite 16 und 18.

Stichwortverzeichnis

Empfehlungen von Cornelia Stern

Bezugsquellen für qualitativ hochstehende, wirksame Gemmomittel

Deutschland und Österreich
Alphagem
www.gemmo-shop.de
Phytopharma
www.limes-aposhop.de

Schweiz
Spagyros
www.spagyros.ch
Phytomed
www.phytomed.ch

Programmplanung: Kathleen Rother
Redaktion: Ulrike Hilgenberg, Hamburg
Bildredaktion: Christoph Frick

Umschlaggestaltung: © Thieme
Layout: CYCLUS · Visuelle Kommunikation, Stuttgart

Bildnachweis:
Umschlagmotiv und Bild S. 3: © Thieme unter Verwendung von Pflanzenknospe © JRG/stock.adobe.com, Hintergrund © duncanandison/stock.adobe.com
Fotos im Innenteil:
S. 6, 8/9, 22/23, S. 75 © JRG/stock.adobe.com, S. 49 © evbrbe/stock.adobe.com;
Cornelia Stern (Pflanzenbilder): S. 4, 27, 31, 33, 35, 37, 39, 41, 43, 45, 47, 51, 53, 55, 57, 61, 63, 65, 67, 69, 71, 73; Frank Kleinbach, Stuttgart: S. 21

Grafik und Gestaltung der Pflanzenseiten durch Stephanie Türck, Stuttgart
Zeichnungen: Sabine Schlessmann: S. 16, 18

2. Auflage 2022

TRIAS Verlag in Georg Thieme Verlag KG
Oswald-Hesse-Str. 50, 70469 Stuttgart, Germany
www.trias-verlag.de

1. Auflage © 2015 TRIAS Verlag in MVS Medizinverlage Stuttgart GmbH & Co. KG
Oswald-Hesse-Straße 50, 70469 Stuttgart

Printed in Germany

Satz und Repro: Fotosatz Buck, Kumhausen
Gesetzt in: Adobe InDesign CS6
Druck: AZ Druck und Datentechnik GmbH, Kempten

Gedruckt auf chlorfrei gebleichtem Papier

ISBN 978-3-432-11469-9 3 4 5 6

Auch erhältlich als E-Book:
eISBN (ePub) 978-3-432-11470-5

Bibliografische Information der Deutschen Nationalbibliothek
Die Deutsche Nationalbibliothek verzeichnet diese Publikation in der Deutschen Nationalbibliografie; detaillierte bibliografische Daten sind im Internet über http://dnb.d-nb.de abrufbar.

Wichtiger Hinweis: Wie jede Wissenschaft ist die Medizin ständigen Entwicklungen unterworfen. Forschung und klinische Erfahrung erweitern unsere Erkenntnisse. Ganz besonders gilt das für die Behandlung und die medikamentöse Therapie. Bei allen in diesem Werk erwähnten Dosierungen oder Applikationen, bei Rezepten und Übungsanleitungen, bei Empfehlungen und Tipps dürfen Sie darauf vertrauen: Autorin, Herausgeber und Verlag haben große Sorgfalt darauf verwandt, dass diese Angaben dem Wissensstand bei Fertigstellung des Werkes entsprechen. Rezepte werden gekocht und ausprobiert. Übungen und Übungsreihen haben sich in der Praxis erfolgreich bewährt.

Eine Garantie kann jedoch nicht übernommen werden. Eine Haftung des Autors, des Verlags oder seiner Beauftragten für Personen-, Sach- oder Vermögensschäden ist ausgeschlossen.

Die Top-Ten der Gemmotherapie

1.	Schwarze Johannisbeere	Heuschnupfen, Gelenkbeschwerden, Entzündungen
2.	Heckenrose	Halsschmerzen
3.	Linde	Psyche, Schlafstörungen
4.	Walnuss	Darmprobleme, Hautprobleme
5.	Himbeere	Frauenheilkunde
6.	Haselstrauch	Husten, Bronchitis
7.	Feige	Stress, Magensäure
8.	Wolliger Schneeball	Krämpfe
9.	Rosmarin	Verdauung
10.	Preiselbeere	Verstopfung, Klimakterium